DU

RHUMATISME OCULAIRE

ET DE SES

PRINCIPALES MANIFESTATIONS

PAR

Albert BOQUIN

Docteur en médecine de la Faculté de Paris,
Ancien externe en médecine, en chirurgie, en accouchements
des hôpitaux de Paris et de la clinique ophthalmologique de la Faculté,
Médaille de bronze de l'Assistance publique.

PARIS

A. MALOINE, LIBRAIRIE MÉDICALE

91, BOULEVARD SAINT-GERMAIN, 91.

1884

DU

RHUMATISME OCULAIRE

ET DE SES

PRINCIPALES MANIFESTATIONS

PAR

Albert BOQUIN

Docteur en médecine de la Faculté de Paris,
Ancien externe en médecine, en chirurgie, en accouchements
des hôpitaux de Paris et de la clinique ophthalmologique de la Faculté,
Médaille de bronze de l'Assistance publique,

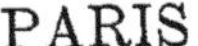

PARIS

A. MALOINE, LIBRAIRIE MÉDICALE

91, BOULEVARD SAINT-GERMAIN, 91.

1884

A LA MÉMOIRE VÉNÉRÉE DE MON PÈRE

LE DOCTEUR BOQUIN

A MA MÈRE CHÉRIE

Bien faible hommage de mon éternelle reconnaissance.

A TOUTE MA FAMILLE

A MES AMIS

A MON PRÉSIDENT DE THÈSE ET EXCELLENT MAITRE

M. LE DOCTEUR PANAS

Professeur de clinique ophtalmologique à l'Hôtel-Dieu,
Membre de l'Académie de médecine,
Chevalier de la Légion d'honneur.

A M. LE DOCTEUR TROISIER

Professeur agrégé de la Faculté de médecine,
Médecin des hôpitaux.

A MES MAITRES DANS LES HOPITAUX

Externat (et internat par intérim)

MM. MAURIAC, BERNUTZ, GUYOT, PÉAN,
TROISIER, TAPRET, HUMBERT

A MES AUTRES MAITRES DANS LES HOPITAUX

MM. HARDY, PAJOT, RICHET, GUYON, BUCQUOY
LANDOUZY.

A MES MAITRES DE LA FACULTÉ DE LYON

DU RHUMATISME OCULAIRE

ET DE

SES PRINCIPALES MANIFESTATIONS

AVANT-PROPOS

Pendant notre externat à l'Hôtel-Dieu, dans le service de notre excellent maître M. le professeur Panas, nous avons eu l'occasion de recueillir un certain nombre d'observations où l'influence du rhumatisme sur les lésions oculaires était des plus manifestes. La discussion à l'Académie de médecine sur la conjonctivite rhumatismale et l'article de M. le professeur agrégé Terrier, sur un cas d'ophtalmie, survenu dans le cours d'un rhumatisme articulaire aigu, attirèrent notre attention. Enfin, une leçon de M. le professeur Panas sur le rhumatisme oculaire nous décida à chercher tout ce qui avait été écrit jusqu'ici sur les manifestations oculaires du rhumatisme et à en faire le sujet de notre thèse inaugurale.

Le titre de notre travail indique combien sa partie pourrait être étendue. Mais, comme le temps dont nous pouvons disposer et le cadre que nous nous sommes tracé sont très limités, nous nous contenterons de donner le résumé des faits admis jusqu'à ce jour par les auteurs les plus autorisés. Que le lecteur ne s'attende donc pas à trouver des détails d'anatomie et de physiologie pathologiques. Si nous sommes amené au cours de notre étude à quelques descriptions de ce genre, ce ne sera que rapidement et pour des points directement en rapport avec notre sujet.

Que notre excellent maître M. le professeur Panas, dont l'enseignement aussi élevé que pratique nous a donné l'idée de ce travail, veuille bien agréer l'expression de notre reconnaissance. Nous prions aussi M. le Dr de Lapersonne d'accepter nos remerciements pour ses bienveillants conseils pendant notre séjour à la clinique d'ophtalmologie.

INTRODUCTION

La question de l'influence des maladies générales sur la production des maladies locales est, sans contredit, une de celles qui ont été le plus agitées depuis quelques années. Sans sortir du domaine de l'ophtalmologie, nous trouvons de nombreux travaux sur les manifestations syphilitiques de l'œil. L'influence de la scrofule, de la tuberculose, du diabète, de l'albuminurie, a été démontrée. Enfin, on trouve çà et là, dans les auteurs des indications de manifestations rhumatismales de l'organe de la vision ; mais les observations sur lesquelles elles reposent n'ont pas donné lieu à un travail d'ensemble sur la question.

Enfin, en abordant cet intéressant sujet, nous voulons surtout établir que les manifestations rhumatismales oculaires sont plus fréquentes que l'on ne paraît le supposer ; qu'elles sont souvent méconnues faute d'avoir été mises en relief par des monographies; que s'il n'est pas toujours possible d'affirmer que la conjonctivite, l'iritis et l'irido-cyclite qui se développent en dehors des manifestations articulaires dépendent franchement du rhumatisme, que cela est quelquefois possible et que, par conséquent, cette cause doit toujours être recherchée. Nous ajouterons que le médecin qui, par ignorance ou par oubli, négligerait des investigations dans ce sens, s'exposerait à de sérieux mécomptes.

Voici l'ordre dans lequel notre travail a été conçu :

CHAPITRE I

DU RHUMATISME OCULAIRE EN GÉNÉRAL

I. — Le rhumatisme est une maladie générale diathésique, héréditaire ou acquise, caractérisée par des localisations inflammatoires multiples qui ont pour siège primitif le tissu conjonctif et l'appareil locomoteur, mais qui peuvent apparaître ou se propager dans tous les organes où appareils de l'économie.

Les limites du rhumatisme ne sont pas nettement établies. Nous sommes encore trop rapprochés de l'époque où la plupart de ses manifestations aiguës ou chroniques articulaires ou abarticulaires étaient confondues avec la goutte ou désignées sous le nom de manifestations de la diathèse arthritique. Aujourd'hui, bien que la nature intime du rhumatisme, c'est-à-dire la condition particulière de l'organisme héréditaire, spontanée ou acquise, qui rend un individu apte à produire, sous l'influence de causes appréciables ou non, des manifestations morbides dites rhumatismales, nous soit inconnue, nous pouvons cependant séparer les manifestations rhumatismales des manifestations goutteuses, « bien qu'elles soient engendrées par une même diathèse : l'arthritisme » (1). Disons de suite, pour en finir avec la goutte, « que ses caractères hématologiques permanents, son étiologie spéciale, ses produits caractéristiques, ne permettent pas de la confondre avec le rhumatisme » (2).

(1) Dict. des sc. méd. Dechambre, Duval, Lereboulet, art. Arthritisme.

(2) Besnier. Dict. encycl. des sc. méd., 3e série, t. 4, p. 44[illegible].

N'ayant pas la prétention d'apporter la moindre lumière sur les limites exactes du rhumatisme, nous nous contenterons de signaler cette lacune à ceux qui pourraient être tentés d'approfondir cette intéressante question. Quant à nous, voulant rester strictement dans notre sujet, déjà trop vaste, nous aborderons immédiatement l'étiologie après avoir nommé les auteurs qui donnèrent les premières descriptions des manifestations que nous allons décrire.

Stoll semble être le premier qui ait entrevu les rapports qui peuvent exister entre une affection oculaire et le rhumatisme. Dans son traité de médecine pratique, après avoir parlé du lumbago rhumatismal et de la sciatique rhumatismale, il ajoute : « la même humeur rhumatisante, quand elle se jetait sur les paupières et les parties voisines de l'œil et sur l'œil lui-même, occasionnait une ophtalmie séreuse » (1). Cette affection est décrite aujourd'hui sous le nom de conjonctivite catarrhale rhumatismale, ou simplement sous le nom d'ophtalmie de Stoll.

Vers 1811, Wardrop, frappé de la concomitance assez fréquente de l'inflammation de la sclérotique avec les attaques de rhumatisme articulaire, en recueillit quelques observations et publia une description de la sclérotite rhumatismale (2). Laurence (3), vers 1830, donne les premières observations d'ophtalmie, survenant sans contagion, dans le cours d'une blennorrhagie. En 1840, Tyrrel décrit l'épisclérite rhumatismale. Vers la même époque, J. M. Ferral donne les premières observations de ténonite. Aux noms de

(1) Stoll. Médecine pratique, trad. Mahon, 1re partie, p. 57. Paris, 1809.

(2) Wardrop. Sclérotite rhumatismale, in Med. chir. Trans. London, 1813.

(3) Laurence, Tyrrel, etc. Voir la Bibliographie.

ceux qui, les premiers, étudièrent le rhumatisme oculaire, nous pourrions en joindre beaucoup d'autres qui ont apporté leur contingent d'observations sur le sujet qui nous occupe; mais nous excéderions le cadre que nous nous sommes tracé. Qu'il nous suffise de dire que tous les ophtalmologistes se sont plus ou moins occupé des manifestations du rhumatisme sur l'organe de la vision. Citer leurs noms et les travaux qui touchent à notre question serait répéter ici la bibliographie que l'on trouvera à la fin de ce travail.

L'étiologie du rhumatisme oculaire n'a pas encore été faite ; mais, à la suite des recherches auxquelles nous nous sommes livré sur cette question, il nous a semblé qu'elle avait bien des points communs avec l'étiologie du rhumatisme en général. Ainsi, d'après nos recherches dans les ouvrages étrangers et français, il nous a semblé que le rhumatisme oculaire se développe dans tous les pays ; mais avec une prédilection peut-être un peu plus marquée pour les pays du nord.

Sa fréquence, en effet, n'est pas la même en Angleterre et en France. Sur mille malades qui fréquentent les cliniques ophtalmologiques anglaises, White Cooper et Fuller n'indiquent que onze à douze malades comme étant atteints de manifestations oculaires franchement rhumatismales. En France, la proportion est bien moins forte. D'après la statistique faite par le Dr Privé à la clinique du Dr Fano, le rapport ne serait que de quatre pour mille. A la même époque M. Parent, chef de clinique du Dr Galezowski, indiquait le rapport de cinq pour mille. Quant à nous, sur les deux mille cinq cents malades qui ont été inscrits sur le registre de la clinique de notre maître M. le professeur Panas, nous avons relevé quatorze cas très nets où l'influence du rhumatisme ne pouvait être mise en doute. D'après ces chiffres, nous pouvons induire que les climats brumeux et froids ont une influence assez marquée sur le développement des manifestations rhumatismales oculaires.

Quant au rôle que joue l'influence des saisons, il est à peu près le même que dans le rhumatisme général. Tyrrel dit que les manifestations oculaires sont plus fréquentes au printemps; White Cooper dit que ces affections s'observent surtout en automne. Pour nous, d'après ces données et la statistique que nous avons faite des cas observés en 1882-1883 et pendant le premier semestre de 1884 à la clinique de l'Hôtel-Dieu, nous pouvons dire que le printemps et l'automne sont les saisons où l'on observe le plus de cas. L'âge n'est peut-être pas indifférent au développement des affections oculaires rhumatismales. Certaines de ces manifestations nous ont semblé plus spéciales à la puberté et à l'âge adulte; d'autres nous ont paru plus fréquentes à l'âge viril et à l'âge du retour. Ainsi, la conjonctivite, la sclérotite et la kératite, si souvent associées au rhumatisme articulaire aigu, s'observent plus souvent de 15 à 30 ans ou 35 ans; tandis que de 30 à 60 nous observons l'iritis, l'irido-choroïdite, la ténonite, etc., manifestations observées généralement avec des formes rhumatismales articulaires chroniques.

Les deux sexes nous ont paru également frappés par la plupart des manifestations oculaires; pourtant, nous devons dire que certaines formes, telles que la conjonctivite et l'irido-kératite rhumatismales blennorrhagiques, nous ont semblé particulières aux hommes.

Pour l'hérédité, nous ne pourrons pas donner des renseignements précis; nous manquons de renseignements statistiques à cet égard. Il serait certainement intéressant de savoir si les ascendants du malade ont présenté des manifestations oculaires rhumatismales; mais nous pouvons nous contenter de savoir s'ils ont eu des manifestations quelconques de la diathèse arthritique. Des vices de constitution autres que l'athritisme et le rhumatisme peuvent-ils entrer en ligne de compte dans la production des manifestations que nous recherchons? Nous n'oserions le nier. Il nous semble évident que le lymphatisme, la scrofule peuvent être acceptés comme causes adjuvantes.

Nous croyons pouvoir aussi accorder une large part à l'influence de la condition sociale et professionnelle des malades. La misère sociale et physiologique, les habitations froides, humides, les refroidissements brusques et répétés, les professions pénibles où l'organe de la vision est surmené nous semblent être des causes occasionnelles incontestables chez des individus en puissance de rhumatisme. De toutes les causes que l'on peut invoquer, la première, à notre avis, est donc l'influence du froid et principalement du froid humide. On ne sait pas encore comment le froid agit dans cette occasion, si c'est par l'intermédiaire du système nerveux ou bien si c'est en empêchant l'élimination, par la sueur, de certains principes excrémentitiels dont la présence dans le sang cause l'attaque de rhumatisme sur l'organe le plus fatigué. Ce que l'on sait, c'est que chez un individu qui a les yeux très fatigués par un travail minutieux, il suffit parfois d'un simple courant d'air pour lui occasionner une attaque d'épisclérite ou une conjonctivite folliculeuse. Le refroidissement local d'un organe surmené, voilà une cause palpable du rhumatisme oculaire, cause donnée souvent spontanément par les malades qui viennent nous consulter.

Mais, de ce que le rhumatisme dépend le plus souvent d'un refroidissement, est-ce à dire que toutes les affections ayant une cause *a frigore* soient rhumatismales? C'est une erreur dans laquelle il était facile de tomber, et où sont tombés beaucoup d'auteurs. N'avons-nous pas vu, depuis quelques années, décrire sous le nom de névralgies, de paralysies rhumatismales, des affections nées, il est vrai, dans des conditions où le froid, dans certains cas, aurait pu intervenir, mais où, dans cette occurence, il était complètement étranger? Ne parle-t-on pas tous les jours de paralysies radiales rhumatismales, de paralysies faciales, de paralysies oculaires rhumatismales, alors que le rhumatisme est complètement étranger à ces affections? M. le professeur Panas, dans un mémoire (1) publié en 1873, a longuement et judicieusement démontré que la plupart des paralysies dites *a frigore*, et, par déduction rhumatismales, reconnaissent une tout autre cause. C'est ainsi qu'il démontre, par un certain nombre d'observations que la paralysie radiale, considérée jusqu'alors comme *a frigore* et rhumatismale, était simplement due à une compression.

Outre l'action du froid, nous avons à discuter une influence étiologique bien manifeste dans certains cas. Nous voulons parler de l'influence de la blennorrhagie sur le développement de quelques affections rhumatismales oculaires. Il est admis aujourd'hui sans conteste que la blennorrhagie, entée sur un terrain franchement rhumatisant ou simplement arthritique, peut provoquer des manifestations rhumatismales oculaires sur lesquelles nous reviendrons longuement dans le cours de ce travail. Dans ces cas, la blennorrhagie n'est que l'occasion qui fait éclore les phénomènes rhumatismaux, qui réveille la diathèse. Signalons enfin l'influence du traumatisme. Son action a été démontrée, dans le rhumatisme articulaire aigu, par MM. Verneuil

(1) Panas. Paralysies radiales par compression. Archives de médecine, 1873.

et Potain ; dans le rhumatisme oculaire, elle a été remarquée par Mackenzie et Yvert.

II. — Après cet exposé sommaire sur le rhumatisme général et sur l'étiologie particulière du rhumatisme oculaire, nous avons à rechercher sur quelles membranes de l'œil la diathèse a le plus de tendance à faire paraître ses manifestations.

Connaissant la préférence marquée du rhumatisme pour le tissu conjonctif et pour le tissu fibreux qui, d'après les idées nouvelles, en serait une dépendance, il est impossible de ne pas prévoir *a priori* que la plupart des membranes de l'œil peuvent devenir un lieu d'élection, plus ou moins fréquent, pour cette diathèse. C'est, du reste, ce que nous enseigne la clinique, et nous aurons bientôt l'occasion de citer de nombreux exemples dans lesquels l'inflammation rhumatismale aura porté, tantôt sur la capsule de Tenon, tantôt sur la conjonctive, tantôt sur la sclérotique, tantôt sur la cornée, tantôt enfin sur le tractus uvéal formé par l'iris, les procès ciliaires et la choroïde. A ces cas relativement fréquents, nous en joindrons quelques-uns beaucoup plus rares : nous voulons parler de manifestations rhumatismales ayant pour siège la rétine et le nerf optique.

Mais, avant d'aborder l'étude séparée de chacune de ces manifestations, nous devons, d'après notre programme, rechercher dans quelle forme du rhumatisme les manifestations oculaires sont le plus fréquentes. Est-ce dans le rhumatisme articulaire aigu? Il s'en faut que les auteurs soient d'accord sur cette question. Beaucoup d'auteurs, et des plus autorisés, ont nié la possibilité de la métastase de l'inflammation rhumatismale des articulations à l'œil. Parmi ceux-ci nous pouvons citer Mackenzie et Wecker. Vers la même époque (1870) Galezowski n'hésita pas à affirmer

« d'une manière positive que le rhumatisme articulaire aigu ne donne jamais lieu à des symptômes d'iritis (1) ».

Ces affirmations semblent étonnantes quand on lit le mémoire de Jonathan Hutchinson, paru en 1873. Cet auteur nous montre en effet que Tyrrel, Morgan, Lawson, Bader, etc. ont entrevu les rapports intimes qui existent parfois entre le rhumatisme articulaire aigu et la manifestation oculaire. Quelques années plus tard, M. Besnier, dans son mémoire sur le rhumatisme oculaire, s'exprime ainsi : « Dans le rhumatisme articulaire aigu, l'organe de la vue reste à peu près complètement indemne (2). » Un peu plus loin, M. Besnier dit encore : « Les affections oculaires que l'on observe au cours du rhumatisme articulaire aigu primitif et vrai, sont assez rares et généralement peu graves (3) ». Vers la même époque, M. Abadie écrit que l'irido-choroïdite diathésique «s'observe surtout dans le rhumatisme articulaire (4).» Disons enfin, pour en finir avec ces citations qui nous entraîneraient trop loin, que M. le professeur agrégé Terrier a résumé, dans un savant travail paru dans les Archives d'ophtalmologie, les opinions émises jusqu'ici. Pour ce chirurgien, le rhumatisme articulaire aigu peut être accompagné d'accidents oculaires; mais, dit-il, « ces faits sont rares (4) ». Pourtant, il en cite quelques exemples que nous lui empruntons pour les consigner dans ce travail.

En résumé, nous croyons pouvoir dire : 1° que le rhumatisme articulaire aigu est quelquefois précédé, accompagné ou suivi de manifestations oculaires rhumatismales; 2° que

(1) Galezowski. Traité des maladies des yeux, t. I, p. 348, 1870.
(2) Besnier, loc. cit. 606 et 724.
(3) Abadie. Traité des maladies des yeux, t. I, p. 312, 1876.
(4) Terrier. Archiv. d'ophtal., janvier 1884, p. 79.

ces manifestations ont pour siège habituel la sclérotique, la conjonctive, la cornée et le tractus uvéal (iris, procès ciliaires, choroïde); 3° que l'on observe plus souvent de l'épisclérite que de la sclérite, la conjonctivite catarrhale, que les autres variétés de conjectivites rhumatismales, la kératite ponctuée plus souvent que la kératite interstitielle, l'irido-choroïdite plutôt que l'iritis plastique; 4° que dans certains cas la conjonctivite est suivie de kératite ou d'irido-choroïdite. En un mot, ces affections peuvent se succéder dans le cours d'un rhumatisme articulaire aigu.

Avant de rechercher les manifestations que l'on observe dans le rhumatisme articulaire chronique, il conviendrait peut-être de nous entendre sur la nature de cette affection. Pour quelques auteurs, le rhumatisme articulaire aigu et le rhumatisme articulaire chronique sont deux entités morbides complètement différentes. On a même été jusqu'à leur refuser des liens de parenté. Mais, grâce aux travaux de Fuller, Garrod, Charcot, Cornil et Ranvier, nous savons aujord'hui que le rhumatisme articulaire aigu et le rhumatisme articulaire chronique, qui paraissent parfois distincts quand on s'adresse aux types extrêmes, ont entre eux des liens tels, qu'il faut bien se décider à les ranger dans la même famille. Ce sont deux variétés d'une même diathèse : le rhumatisme.

Comme le rhumatisme articulaire aigu, le rhumatisme articulaire chronique peut occasionner un certain nombre de manifestations oculaires.

Si nous croyons M. Besnier, ces manifestations seraient même plus fréquentes et plus graves que dans le rhumatisme articulaire aigu. Cette opinion avait déjà été formulée, dix ans auparavant, dans la thèse de M. Fernet. Pour M. Charcot qui a tant contribué à l'étude et à la vulgarisation des connaissances que nous avons sur le rhumatisme chronique, les manifestations oculaires dans cette affection ne seraient pas rares ; il dit même que l'iritis s'observe assez fréquemment dans le rhumatisme noueux.

Outre l'iritis, on observe assez souvent la sclérite, la conjonctivite et l'irido-choroïdite.

Mais, de toutes les formes du rhumatisme, celle où l'on observe le plus souvent les manifestations oculaires, c'est sans contredit dans le rhumatisme abarticulaire. Cette forme de rhumatisme, sur laquelle les auteurs sont encore loin de s'entendre, présente, d'après les travaux les plus autorisés, les manifestations les plus diverses. Elle porte indifféremment sur un ou plusieurs organes, sur les muscles, sur les nerfs, mais elle respecte les articulations. Dans les rhumatismes, aigu et chronique, lorsqu'un organe, tel que l'œil, le cœur, le cerveau, est frappé, nous avons, comme critérium de la nature rhumatismale, une ou plusieurs manifestations articulaires. Dans le rhumatisme abarticulaire, nous n'avons d'autres signes présomptifs que les antécédents du malade. Comme cette question des antécédents est très importante, nous la traiterons assez largement lorsque nous aurons recherché les manifestations qui dépendent du rhumatisme abarticulaire et du rhumatisme larvé.

Les ophtalmologistes et les auteurs, qui se sont occupés spécialement du rhumatisme en général, ont remarqué que les manifestations oculaires étaient beaucoup plus fréquentes dans le rhumatisme abarticulaire que dans toute autre forme. Il semble que Stoll ait considéré l'ophalmie séreuse comme une manifestation abarticulaire. Cet auteur, en effet, après avoir cité des cas de lumbago rhumatismal, de sciatique rhumatismale, ajoute que « la même humeur rhumatisante, quand elle se jetait sur les paupières et sur l'œil lui-même, occasionnait une ophtalmie séreuse (1) ». M. Besnier qui traite assez longuement les manifestations oculaires du rhumatisme abarticulaire, nous dit que ces manisfestations sont fréquentes et cherche à mettre en garde les ophtalmologistes contre la tendance que l'on a d'attribuer au rhumatisme toutes les affections qui semblent s'être développées a frigore. A l'appui de son opinion, il nous cite des conclusions conformes de Giraud-Teulon.

D'après les auteurs et d'après les observations que nous avons pu recueillir, nous pouvons dire que toutes les membranes de l'œil peuvent être frappées dans cette forme de rhumatisme. Dans le cours de ce travail, nous aurons l'occasion de rapporter des observations de kératite, d'iritis, d'irido-choroïdite, de ténonite, de conjonctivite, de sclérite, et de neurorétinite, ayant pour cause manifeste la forme abarticulaire de la diathèse rhumatismale.

A côté des formes rhumatismales aiguë, chronique et abarticulaire, dans lesquelles il est toujours possible de spécifier une localisation particulière, ou au moins essentielle et prédominante, il reste un grand nombre de formes rhumatismales que l'on pourrait appeler larvées et qui ne sont autres que des manifestations mixtes des diathèses rhumatismales et arthritiques. Dans cette forme rhumatismale, un sujet en puissance de ces diathèses peut voir se développer sous l'influence de la blennorrhagie, de la scarlatine, de la dysenterie, de la puerpéralité, des manifestations absolument semblables à celles que l'on observe dans le cours du rhumatisme franc. N'existe-t-il pas dans la science des observations recueillies par des autorités médicales, montrant que des arthrites multiples, des endocardites, des péricardites, des manifestations oculaires peuvent apparaître

(1) Stoll. Loco citato.

dans le cours de ces maladies ? Accuserons-nous la blennorrhagie, par exemple, de provoquer à elle seule ces manifestations oculaires, articulaires et abarticulaires ! C'est l'avis de M. le professeur Fournier qui admet l'infection spéciale blennorrhagique, et qui assure que tous les accidents ne sont que les manifestations d'un même virus blennorrhagique. Pour MM. les professeurs Panas et Peter, et pour plusieurs autres savants, ces manifestations seraient dues, non à la blennorrhagie, mais à la diathèse rhumatismale, à l'arthritisme. Si ces manifestations étaient sous la dépendance d'un virus blennorrhagique, nous devrions, comme l'a fort bien fait remarquer M. Panas, observer des affections oculaires ou articulaires beaucoup plus souvent dans le cours d'une blennorrhagie. Or, les statistiques démontrent facilement que cette proportion est très minime.

Nous coyons donc que, pour que les malades atteints de blennorhagie présentent des accidents oculaires, il faut qu'ils soient rhumatisants ou arthritiques. Chez eux la blennorrhagie n'est que l'occasion qui fait éclore les phénomènes, qui réveille la diathèse. Ces malades sont des diathésiques chez lesquels on n'a peut-être pas encore observé des manifestations bien nettes ; peut-être même n'ont-ils eu que des antécédents rhumatismaux ou arthritiques héréditaires. Peu importe, il existe des observations où la manifestation rhumatismale s'est montrée pour la première fois dans le cours d'une blennorrhagie et s'est montrée de nouveau toutes les fois que le malade en contractait une nouvelle. Si ces faits ne semblaient pas suffisants pour prouver que les accidents oculaires, que l'on observe dans le cours de la blennorrhagie, sont bien sous la dépendance du rhumatisme, nous n'aurions qu'à citer les arguments invoqués par M. Panas dans ses leçons sur les kératites. En voici le résumé : « Si les manifestations oculaires ou autres, que l'on observe dans le cours d'une blennorrhagie étaient dues à un virus blennorrhagique, elles seraient aussi fréquentes chez l'homme que chez la femme, ce virus devant être le même pour les deux sexes. » Or M. Panas, s'appuyant sur sa pratique hospitalière du Midi, de Lourcine et des autres hôpitaux, et sur l'opinion de Cullerier, de Rollet et de plusieurs autres auteurs, considère les manifestations oculaires, articulaires et abarticulaires, comme fort rares chez la femme. Il attribue la rareté de ces faits à ce que la femme est atteinte rarement d'uréthrite ; mais le plus souvent de vaginite et de métrite. Le rhumatisme blennorrhagique ne se déclare que dans les cas d'uréthrite profonde où le col de la vessie est enflammé. C'est ce qui arrive quelquefois vers le déclin de a blennorrhagie chez l'homme, alors que l'inflammation se trouve depuis un certain temps à la prostate et surtout au col de la vessie. A cette époque le pus blennorrhagique, le plus souvent, n'est déjà plus contagieux ; tandis que, dans l'hypothèse de la virulence, les accidents devraient éclater indifféremment à toutes les périodes. C'est donc seulement chez les rhumatisants avérés ou latents que l'on observe ces accidents oculaires dans le cours d'une blennorrhagie.

Comme on aura pu le voir par cette longue discusssion, il s'en faut que les auteurs soient tous d'accord sur la nature rhumatismale de toutes les affections que nous allons décrire. Aussi, pour que l'on ne nous accuse pas de tomber dans une exagération que l'on a reprochée à beaucoup d'auteurs qui ont englobé, sous la dénomination de manifestations de la diathèse rhumatismale, une foule d'états morbides et de troubles fonctionnels dont la nature n'était pas nettement élucidée, nous nous entourerons de toutes les certitudes possibles.

Nous n'oublierons pas que le rhumatisant le plus manifeste est aussi exposé que qui que ce soit aux affections aiguës et chroniques qui se développent chez d'autres en dehors de l'influence diathésique. Enfin, nous n'accorderons, à une manifestation oculaire, le titre de rhumatismale que lorsque nous aurons réuni par un interrogatoire, portant sur les antécédents héréditaires et personnels, un ensemble de caractères permettant d'établir l'état diathésique du malade. Nous demanderons au malade si ses parents étaient rhumatisants, goutteux ou arthritiques, et, pour mieux être compris au sujet de cette dernière diathèse, nous spécifierons quelques-unes de ses manifestations. Etaient-ils diabétiques ? Ont-ils eu des coliques néphrétiques ? ou hépatiques? Etaient-ils obèses ? Avaient-ils des pellicules très abondantes dans les cheveux ? Ont-ils été chauves de bonne heure ? Ont-ils eu des maladies de la peau ? etc., etc. Nous adressant alors aux antécédents personnels du malade, nous demanderons si, à une époque quelconque de son existence, il n'a pas eu de rhumatisme aigu ou chronique, du rhumatisme articulaire traduit par des névralgies, des douleurs musculaires, des signes d'arthritisme caractérisés par de l'eczéma, du sycosis, du psoriasis, du pityriasis, des tics, etc., etc. Nous rechercherons s'il n'a pas une blennorrhagie et partant du rhumatisme larvé. Nous chercherons encore si notre malade n'est pas en puissance d'autres diathèses, telles que la syphilis, la scrofule, etc., qui engendrent très souvent des accidents oculaires. Nous compléterons notre interrogatoire par des questions sur le début, la cause occasionnelle probable, et la marche de l'affection ; puis nous nous livrerons à un examen minutieux, non seulement de l'organe malade, mais encore de toutes les parties du corps où le rhumatisme et l'arthritisme peuvent laisser des traces de leurs manifestations.

Ceci bien établi, nous allons aborder successivement l'étude des diverses manifestations du rhumatisme oculaire.

Nous commencerons par l'étude des inflammations rhumatismales des membranes externes ; nous finirons par celles qui portent sur la rétine et le nerf optique. A chaque manifestation nous joindrons. autant que possible, une ou deux observations.

CHAPITRE II.

I. — TÉNONITE RHUMATISMALE

Sous le nom de ténonite, ou d'inflammation de la bourse celluleuse rétro-oculaire, on désigne un processus phlegmasique qui se développe dans l'espace séreux compris entre le globe oculaire et la capsule de Tenon.

Bien que peu commune, cette affection a pourtant depuis longtemps attiré l'attention des auteurs. En 1841, J. M. Ferral, le premier, signala cette affection. Il en publia deux observations et lui donna le nom d'*inflammatio tunicæ vaginalis oculi*. Mais on peut lui reprocher d'avoir trop confondu la ténonite avec le phlegmon suppuré de l'orbite. Vers la même époque, Carron de Villards, dans les annales d'oculistique, décrivait l'hydropisie de la bourse fibreuse de Tenon, et indiquait sa nature rhumatismale. Depuis lors la question fut reprise par plusieurs ophthalmologistes. Mackenzie la nomma *inflammation de la capsule oculaire*. Weker la nomma *capsulite*. Solberg Wels, *ténonitis*. Chacun découvre un symptôme particulier qu'il serait trop long de rappeler ici. Signalons encore, comme ayant donné des observations de ténonite, Friedberg, Schweigger, V. Græfe, Forster, Knapp, Linhart, Mooren et tout récemment M. le professeur Panas dans les archives d'ophthalmlogie (mai, juin 1883).

Les auteurs que nous venons de citer ont donné à la ténonite des causes étiologiques très diverses. Sans nier les causes signalées par quelques-uns d'entre eux, telles que l'opération de la strabotomie, la scarlatine, la rougeole et les oreillons, nous devons surtout retenir, et c'est l'avis du plus grand nombre, que la ténonite est le plus souvent de nature rhumatismale. M. le professeur Panas nous a, du reste, amplement démontré, par une série d'observations, que presque toujours, dans le traitement de cette affection, c'est le rhumatisme et l'arthritisme qu'il faut combattre.

Après la description magistrale de la ténonite donnée par M. le professeur Panas et reproduite presque textuellement dans la thèse de M. Puechagut, il nous paraît inutile de traiter bien longuement cette question dans notre travail. Nous renvoyons donc le lecteur, désireux d'avoir des détails plus complets, à l'article de notre savant maître. Quant à nous, nous devons nous borner à indiquer sommairement les signes principaux qui caractérisent la ténonite, et à en citer quelques observations.

La ténonite rhumatismale est caractérisée par une triade symptomatique que nous retrouvons dans toutes les observations publiées jusqu'ici. D'abord, c'est la douleur périorbitaire ayant certaines analogies, pour son siége et ses irradiations, avec la névralgie faciale; puis, c'est un œdème séreux de la conjonctivite pericornéenne, débutant généralement par le cul-de-sac inférieur, où il peut rester limité dans les cas légers; enfin c'est la gène des mouvements de de l'œil, gène parfois si intense que le malade est obligé de suppléer aux mouvements des yeux par des mouvements d'ensemble de la tête. Si, à ces symptômes, nous ajoutons la brusquerie du début, la bouffissure des paupières effaçant le sillon orbito-palpébral, un certain degré d'exophtalmie, une sensation factice d'augmentation du globe de l'œil, et enfin la gêne de la circulation veineuse, nous aurons énuméré les principaux signes qui peuvent faire reconnaître la ténonite.

Pour être aussi complet que possible, nous signalerons comme utile l'examen ophthalmoscopique de l'œil. M. Panas a souvent trouvé une dilatation sensible du plexus veineux rétinien et a même constaté une fois l'existence d'un pouls veineux.

La ténonite débute toujours par la douleur périorbitaire, précédant de 24 ou 48 heures l'apparition de la bouffissure des paupières et le chémosis séreux. Dans les cas légers, tout peut se borner à ces trois symptômes très atténués et à un peu de gêne des mouvements. Signalons enfin que la ténonite peut débuter par un seul œil, et que l'autre ne se prend que deux ou trois jours après. La durée de la ténonite varie, selon l'intensité des symptômes, entre un et quatre septénaires. Elle se termine toujours par résolution. Toute apparition de suppuration doit être imputée à une complication.

Lorsque la ténonite se borne, comme dans les cas légers, à une bouffissure des paupières, à un chémosis peu marqué et à quelques douleurs vagues, on pourrait confondre cette maladie avec l'œdème palpébrale du mal de Bright. Mais l'analyse des urines par la chaleur et l'acide nitrique vient éclairer le diagnostic. Bien que le phlegmon de l'orbite et la périostite de l'orbite présentent à des degrés différents la triade symptomatique que nous avons signalée dans la ténonite, ces deux affections s'en distinguent par les signes suivants :

Dans le phlegmon, la rougeur des paupières est presque érysipélateuse, les mouvements de l'œil sont abolis, l'exophthalmie est plus marquée ; enfin, outre la suppuration qui est pathognomonique et les symptômes généraux qui sont constants, on constate souvent de la photophobie, de la mydriase et de la diplopie.

Dans la périostite, nous avons comme signe caractéristique l'exophtalmie oblique opposée au siège de la lésion et presque toujours la possibilité de percevoir un point fluctuant. Le pronostic de la ténonite est bénin.

Son traitement sera général et local. Le traitement général étant commun à toutes les manifestations oculaires rhumatismales, nous nous en occuperons spécialement à la fin de ce travail. Quant au traitement local, qui varie pour chaque manifestation, nous allons l'esquisser rapidement.

Contre les douleurs très vives de la ténonite, on pourra employer : soit des compresses de camomille chaudes, laudanisées, soit des instillations avec un collyre composé de sulfate d'atropine 0,05 centig., eau 10 grammes. — Contre le chémosis volumineux, on pourra employer les scarifications légères qui agiront comme déplétif et saignée locale. On appliquera ensuite un bandage compressif émollient. — Contre le chémosis peu volumineux et les autres symptômes locaux on se trouvera bien de l'emploi d'un bandage compressif composé de deux ronds d'ouate placés entre un rond de toile recouvert de vaseline boriquée et un rond de flanelle, le tout sera recouvert d'un morceau de taffetas gommé et de quelques tours de bande.

Nous joignons à cette description un peu rapide de la ténonite rhumatismale quatre observations : deux sont dues à la bienveillance de notre maître M. Panas ; les deux autres ont été recueillies par nous.

Observation I.

Mme G..., âgée de 53 ans, après s'être exposée au froid humide à la campagne, est prise de douleurs névralgiques vives à la tête, qui siègent particulièrement à droite. Son médecin lui administre du sulfate de quinine, dont elle continue l'usage pendant huit jours, sans le moindre soulagement.

A ce moment apparaît un œdème séreux péricornéen, et la malade constate avec frayeur, le matin, en se levant, que son œil droit était plus saillant que l'autre. Les mouvements de cet œil étaient gênés et fort douloureux ; aussi la malade évitait-elle de regarder de côté.

Au 12e jour, nous sommes appelés en consultation par notre collègue le Dr Legroux.

Voici dans quel état nous trouvons cet œil :

Chémosis intense, avec rougeur vineuse du bourrelet œdémateux qui enchâsse la cornée, et qui fait saillie en bas, entre les paupières, dont il empêche l'occlusion complète. Mouvements du globe très limités et excessivement douloureux. Douleurs névralgiques périorbitaires intenses.

Acuité visuelle conservée. A l'ophthalmoscope, les veines rétiniennes sont dilatées, et elles montrent au centre du disque optique des battements très nets.

Depuis la veille, l'œil gauche était également pris, quoique à un degré moindre que le droit.

Le chémosis, surtout prononcé dans le cul-de-sac inférieur, se montre entièrement séreux. Les mouvements du globe sont également gênés et douloureux.

Pas de modification apportée dans la circulation du fond de l'œil, ainsi que nous avons pu nous en assurer par l'ophthalmoscope.

Partant de l'idée arrêtée que cette affection reconnaît le rhumatisme comme cause, nous avons questionné la malade avec le plus grand soin sur l'existence possible de cette diathèse, et voici ce qu'elle nous a appris :

Quelques années auparavant, elle avait souffert de son genou droit, qui fut le siège d'un gonflement douloureux, sans trop de rougeur, non accompagné de fièvre, mais qui dura longtemps. Il est plus que probable qu'il s'était agi là d'une hydarthrose à marche subaiguë. Quoi qu'il en soit, ce genou ainsi que son congénère sont actuellement le siège de craquements caractéristiques de l'arthrite sèche qu'on perçoit à la main, et qui sont même assez forts pour être entendus à distance.

Nous prescrivons 5 grammes de salicylate de soude par jour, des scarifications et un bandage compressif avec des rondelles d'ouate boriquée, contre le chémosis,

Voici la suite de cette observation intéressante, d'après les notes qui nous ont été transmises par son médecin traitant, M. Martin :

13e jour. Soulagement ressenti par la malade après les premières scarifications de la veille.

Le chémosis est en décroissance ; toutefois, les douleurs subsistent, ainsi que la gêne des mouvements.

Nouvelles scarifications, même pansement, continuation du salicylate.

14e jour. Disparition du chémosis et diminution des douleurs et de la gêne des mouvements de l'œil gauche. Etat stationnaire de l'œil droit.

La malade a pu sommeiller une grande partie de la nuit. On se contente de quelques légères scarifications du bourrelet œdémateux de l'œil droit. Pansement et salicylate comme ci-dessus.

15e jour. La malade a ressenti pendant la nuit de nouveaux accès douloureux. Malgré cela, l'œil gauche se montre tout à fait normal, et le chémosis du côté droit est très réduit.

Les mouvements de cet œil ne sont plus accompagnés de douleur, sauf encore dans le territoire du droit externe.

L'examen ophthalmoscopique ne montre plus de battements.

16e jour. La malade a passé une très bonne nuit. Le chémosis de l'œil droit a totalement disparu. Il y subsiste un certain degré de rougeur conjonctivale et quelques douleurs provoquées pendant les mouvements d'excursion extrêmes du globe.

A partir du 17e jour, l'état général est excellent ; les douleurs n'existent plus. La rougeur de la conjonctive se dissipe progressivement et les globes ont repris leur mobilité normale.

La malade, revue deux mois plus tard, était en parfait état de santé.

Voilà certes un titre de ténonite rhumatismale aiguë. Dans l'observation suivante, il s'agit d'une forme plus atténuée.

Observation II.

Mme Z..., âgée de 54 ans, d'une bonne constitution, se plaint souvent de douleurs articulaires et de symptômes de gravelle urique.

A l'examen des membres, nous constatons des craquements dans toutes les grandes et les petites articulations ; de plus, il existe chez elle le craquement sous-scapulaire au plus haut degré. Elle est sujette à des bronchites, à des migraines, et elle a perdu ses cheveux.

Tous ces signes témoignent, à n'en pas douter, que nous avons affaire à un arthritique.

Au mois de janvier 1881, elle nous fit appeler pour des douleurs névralgiques très fortes qu'elle ressentait aux yeux et au pourtour de l'orbite gauche et qui la privaient de sommeil.

En l'absence de toute lésion apparente des yeux, nous pensâmes à une simple névralgie, et nous lui administrâmes, sans grand succès, du sulfate de quinine.

Le lendemain et le surlendemain, même état, avec cela en plus, que les mouvements de l'œil gauche étaient gênés et extrêmement douloureux.

Le quatrième jour apparaît un chémosis séreux incolore au bas de la conjonctive, s'accompagnant d'une certaine bouffissure sans rougeur de la paupière correspondante.

Tous les symptômes précipités s'exagèrent.

L'analyse des urines ne nous permet pas de déceler autre chose que de l'acide urique en excès ; il n'y avait ni sucre, ni albumine.

L'atropine dilate la pupille régulièrement, et l'ophthalmoscope ne révèle rien d'anormal dans la circulation intra-oculaire.

A l'administration du sulfate de quinine, nous ajoutons des fomentations chaudes et le bandage compressif.

Amélioration progressive à partir du septième jour ; d'abord des douleurs, puis du chémosis séreux partiel, et finalement de la mobilité du globe. Vers le douzième jour, tout était rentré dans l'ordre, et depuis lors jusqu'à aujourd'hui, il n'y a eu à signaler chez cette dame aucune rechute.

La malade se rappelle que la ténonite avait débuté par les douleurs, le lendemain d'une promenade en voiture par un temps froid.

Observation III (personnelle).

Le nommé G..., âgé de 63 ans, journalier, se présente le 1er février 1884 à la consultation de la clinique ophthalmologique de la Faculté, service de M. le professeur Panas (Hôtel-Dieu); numéro d'inscription, 348.

Les antécédents héréditaires de ce malade sont assez importants.

Le père aurait eu deux accès de rhumatisme dans sa jeunesse ; il serait mort goutteux.

La mère, quoique faible de constitution, n'a jamais eu de graves maladies ; elle serait morte d'une fluxion de poitrine.

Le frère du malade n'a jamais eu de rhumatisme, mais il a eu la goutte de très bonne heure ; il serait mort d'une syncope.

Les antécédents personnels de G... sont non moins importants.

Pendant son enfance, il aurait eu des accidents strumeux assez intenses, caractérisés par des engorgements ganglionnaires dans les régions sous-maxiliaires et mastoïdienn ; il aurait eu aussi un peu de blépharite cilio-glandulaire, car, nous dit-il, il avait tous les matins les yeux collés.

A 9 ans, il eut du rhumatisme polyarticulaire aigu. Les genoux, les articulations tibio-tarsiennes, les coudes et les poignets furent principalement atteints.

L'attaque dura un mois ; mais le malade fut très long à se rétablir, et il nous assure qu'il resta plus de trois mois au lit.

Depuis cette époque, il a toujours été très sensible au froid. Souvent il a ressenti des douleurs articulaires, mais rarement assez intenses pour l'empêcher de travailler.

Il y a quinze ou seize ans, le malade éprouva de violentes douleurs dans les articulations métacarpo-phalangiennes ; il eut du gonflement. Depuis, les articulations sont restées déformées, et, du côté droit, on observe une rétraction de l'aponévrose palmaire : ce qui donne aux doigts une attitude vicieuse et gênante pour le malade.

Signalons enfin que le malade s'enrhume tous les hivers.

Dans les derniers jours de décembre, s'étant trouvé dans un violent courant d'air, il ressentait quelques heures après des douleurs assez fortes dans l'œil droit, et constatait que ses conjonctives étaient très rouges. Il éprouvait aussi une vive sensation de chaleur. Bientôt, les paupières devinrent volumineuses et rouges ; les douleurs, circumorbitaires.

L'accommodation est pénible lorsque le malade veut fixer un objet.

Trois jours après, l'œil gauche présente exactement les mêmes symptômes que l'œil droit.

Au bout de huit jours, l'inflammation disparaît, mais celle de l'œil droit précède d'un jour ou deux celle de l'œil gauche.

Quinze jours plus tard, les mêmes symptômes reparaissent presque dans le même ordre et sous la même influence. Seulement, l'œil gauche n'est pris que le huitième jour.

Comme la première fois, le malade éprouve des douleurs circumorbitaires très vives. L'œil est rouge, les paupières sont très gonflées ; les mouvements de l'œil sont difficiles.

Le malade voit les objets, mais il ne peut les détailler. Lorsque les deux yeux sont pris, le malade ne peut plus se conduire. La moindre tentative pour fixer un objet lui occasionne de violentes douleurs.

Etat actuel. — Outre les renseignements que nous venons d'obtenir du malade, nous constatons que les mains ne sont pas les seuls points où le rhumatisme ait laissé imprimées les traces de son passage. Le genoux, pendant la flexion, font entendre des craquements caractéristiques. On entend aussi quelques petits craquements dans l'épaule gauche. Le cœur a aussi été touché. On entend à l'auscultation un léger souffle systolique au premier temps et à la pointe. Cette lésion cardiaque est accompagnée de fréquents essoufflements, de palpitations violentes, surtout lorsque le malade monte des escaliers. L'œil gauche est plus rouge que le droit ; il y a de l'œdème sous-conjonctival ; les mouvements sont douloureux. L'œil droit présente, au niveau du point d'insertion du muscle droit interne, un point très douloureux. Les paupières du côté droit sont injectées, la circulation veineuse se fait mal. Lorsqu'on ne touche pas aux paupières, ou lorsque le malade ne cherche pas à ouvrir les yeux, les larmes suivent leur trajet ordinaire ; dans le cas contraire, elles coulent le long des joues. A l'éclairage oblique, on ne trouve rien à la cornée, ni dans la chambre antérieure. L'iris est sain. A l'ophthalmoscope, on constate seulement un gonflement sensible du plexus veineux.

M. le professeur Panas ordonne à ce malade des lavages avec de la camomille chaude et des boissons diaphorétiques.

6 février. A droite, il ne reste qu'un peu de rougeur de la conjonctive, il n'y a plus de chémosis; l'iris se contracte bien. A gauche, le chémosis a augmenté depuis hier. Rougeur intense; injection sclérale, bleuâtre à la partie externe. Les mouvements sont très pénibles.

Le 8. L'œil droit est complètement guéri ; l'œil gauche présente toujours du chémosis, mais les mouvements sont un peu plus faciles.

Le 11. La rougeur disparaît, il n'y a plus de chémosis ; l'œil n'est plus douloureux à la pression. Les mouvements sont libres.

Le 29. Le malade vient nous remercier et nous faire constater sa complète guérison.

Obs. IV (personnelle). — Ténonite chez un rhumatisant et arthritique. — Atrophie de la papille gauche.

Le nommé D.., âgé de 37 ans, comptable, se présente à la consultation du 5 mars; il est inscrit sous le n° 658.

Antécédents héréditaires. Les antécédents héréditaires de ce malade sont sans importance. Il ne peut nous dire si son père et sa mère ont eu du rhumatisme ; il sait seulement que son père est mort d'un érysipèle de la face, et sa mère d'une pneumonie.

Antécédents personnels. Il n'a jamais eu la syphilis et n'aurait jamais été sérieusement malade avant 1874. En 1879, il aurait eu une grande fatigue qui dura plusieurs jours avec des symptômes assez violents. Il éprouva, dit-il, des douleurs très violentes dans l'épaule droite et dans les deux genoux. Il fut obligé de garder le lit pendant près de six semaines sans pouvoir faire le moindre mouvement. Il eut de la fièvre et des sueurs très abondantes. Sa convalescence fut longue et il eut une très grande anémie, qu'il traita par le fer et les toniques. Le malade nous déclare, en outre, qu'il a assez souvent des angines légères, et qu'en 1874 il aurait eu une névralgie faciale très intense qui dura trois mois.

Il y a trois ans, le malade commença à remarquer un affaiblissement marqué de sa vue. Souvent, à son réveil, ou lorsqu'il avait travaillé avec application, il constatait des rougeurs des paupières et des conjonctives. Depuis, il lui semblait voir passer des brouillards devant les yeux. Cet état dura près d'un an sans grand changement ; mais alors sa vue baissa si vite qu'il fut obligé de cesser de travailler. Depuis quelques mois, il y voit juste assez pour se conduire.

Il y a huit jours, s'étant trouvé exposé à un courant d'air assez vif, il fut très surpris, le lendemain matin, de constater à son réveil que son œil droit était très enflammé. Cette inflammation caractérisée par de la rougeur, de la douleur, de la tuméfaction, arrive à son apogée en moins de cinq heures. Le surlendemain, les mêmes symptômes se manifestèrent sur l'œil gauche. C'est ce qui décida le malade à se présenter à la consultation.

État actuel. — Homme assez vigoureux, mais présentant des symptômes manifestes de la diathèse rhumatismale et de l'arthritisme. Craquements dans l'épaule droite, dans les genoux ; douleurs vagues dans les muscles ; pityriasis capitis, pharyngite granuleuse ; digestions quelquefois un peu pénibles ; quelquefois des douleurs névralgiques et de l'herpès labialis. Les paupières du malade sont très gonflées.

Œil gauche : La conjonctive est très rouge et très vasculaire. Chémosis assez volumineux. La pression est un peu douloureuse, les mouvements sont presque impossibles. A l'éclairage oblique, on ne trouve rien sur la cornée, ni dans la chambre antérieure ; l'iris se contracte bien. A l'ophthalmoscope, on constate de l'atrophie de la papille.

Œil droit : Les paupières sont moins gonflées, mais les conjonctives sont assez rouges. Il y a aussi du chémosis. Il s'écoule entre les paupières une assez abondante sécrétion de mucus. A l'éclairage oblique, on observe une tache rouge au-dessus de le cornée. A l'ophthalmoscope, on ne trouve rien de particulier. Les urines essayées par l'acide nitrique et la chaleur ne donnent pas de traces d'albumine.

Traitement. — Sulfate de quinine, matin et soir ; compresses chaudes de camomille ; sudation.

7 mars. Sensible amélioration ; mais il y a toujours de la rougeur, du chémosis et de la douleur.

Le 10. A la consultation du lundi, nous constatons que l'œil droit présente une sécrétion bien moins abondante. La rougeur diminue ainsi que le chémosis. Du côté gauche, amélioration bien moins sensible.

Le 12. Le chémosis a disparu à droite ; il reste seulement un peu de rougeur. A gauche, il y a un peu de rougeur et de tuméfaction.

Le 17. La ténonite avait complètement disparu.

Ces observations sont intéressantes à bien des points de vue ; dans toutes, en effet, nous trouvons la triade symptomatique (douleurs, chémosis séreux et gêne des mouvements du globe oculaire) qui caractérise et permet de reconnaître à coup sûr la ténonite. Dans toutes nous avons trouvé, à des degrés différents, l'influence du rhumatisme.

Enfin, la marche et la terminaison ont présenté beaucoup d'analogies.

II. — Conjonctivites rhumatismales

Nous n'avons pas à nous demander s'il existe une manifestation du rhumatisme oculaire sur la conjonctive. Depuis Stoll, c'est un fait admis sans contestation par tous les ophtalmologistes. Nous avons plutôt à nous demander si on n'a pas trop élargi le cadre, déjà assez vaste, des manifestations que l'arthritisme et le rhumatisme peuvent produire sur la conjonctive.

Nous décrirons donc d'abord les quatre principales variétés de conjonctivites, admises jusqu'à ce jour par la majorité des ophtalmologistes ; puis, nous étudierons la nouvelle variété indiquée dans ces derniers temps par M. Perrin, sous le nom de conjonctivite rhumatismale purulente destructive.

1° La plus simple, et peut-être la plus fréquente des conjonctivites rhumatismales, est celle que l'on désigne sous le nom de conjonctivite folliculeuse ou de catarrhe sec de la conjonctive. Cette forme, très fréquemment saisonnière, s'observe surtout au printemps et à l'automne. Elle apparaît chez les individus d'ailleurs prédisposés par la diathèse rhumatismale, sous l'influence d'une irritation causée par des poussières, des vapeurs irritantes, par le froid, par la présence d'un corps étranger, par un excès de travail de la vision, etc., etc. Elle est caractérisée le plus souvent par une faible rougeur des paupières. Les paupières semblent lourdes et se ferment malgré le malade lorsqu'il travaille à la lumière artificielle. Les malades se plaignent de cuissons, de picotements, de gêne des mouvements. Ils ont la sensation d'un corps étranger interposé entre la conjonctive bulbaire et la conjonctive palpébrale. Le matin, les paupières sont souvent collées par la sécrétion conjonctivale desséchée. A l'examen de l'œil, on constate que la conjonctive est terne. Elle est injectée, rouge, irrégulière, veloutée par suite de l'hypertrophie du corps papillaire. La conjonctive bulbaire est un peu injectée. La cornée est intacte. Les sécrétions lacrymales et conjonctivales sont à peine augmentées.

La marche de la conjonctivite folliculaire rhumatismale est généralement aiguë. Son pronostic est bénin. Il suffit, pour la faire disparaître, de faire cesser les causes d'irritations conjonctivales ; le repos à la campagne produit d'excellents résultats. S'il existe, en même temps, des symptômes de rhumatisme aigu, le traitement général aidera puissamment le traitement local que nous allons indiquer pour la manifestation oculaire. Ce traitement consiste : 1° en douches de vapeurs avec l'appareil de Lourenço ; 2° en instillations avec un collyre de sulfate de zinc (0 gr. 50 centig. pour 100 d'eau); 3° en applications de camomille chaude. Dans les cas rebelles, on pourra avoir recours au collyre au nitrate d'argent (0,25 centigr. pour 100 d'eau.)

2. La forme de conjonctivite rhumatismale que nous allons étudier maintenant appartient au groupe des conjonctivites catarrhales. Nous en citerons trois observations.

Cette conjonctivite est caractérisée par un début brusque et affecte les deux yeux, soit en même temps, soit à trois à six jours d'intervalle. Les paupières sont rouges et il y a de l'œdème palpébrale ; les vaisseaux sont très injectés, les papilles sont hypertrophiées et il existe une infiltration plus ou moins abondante de la muqueuse palpébrale, surtout vers les culs-de-sac conjonctivaux. La conjonctive oculaire est injectée par des vaisseaux volumineux. La sécrétion, peu abondante au début, est d'abord séreuse, puis devient plus épaisse, floconneuse et quelquefois muco-purulente. En général cette sécrétion n'est pas très abondante ; elle se dessèche et forme des croûtes jaunes qui agglutinent les paupières et les cils. Signalons comme très fréquent la présence autour de la cornée, d'un chémosis plus ou moins volumineux siégeant dans le tissu cellulaire sous-conjonctival péricornéen. Nos malades se plaignent d'abord de sécheresse de l'œil, puis ils éprouvent des picotements, une sensation de brûlure, une sensation de corps étrangers. Le soir, à la lumière artificielle, toutes les tentatives de travail exaspèrent les symptômes et provoquent de la photophobie, du blépharospasme et du larmoiement à des degrés divers.

Dans les cas très aigus comme dans les observations que nous avons empruntées à M. Terrier, il y a des complications du côté de la cornée, de l'iris et de la choroïde. La durée des cas simples peut être de huit à quinze jours ; dans les cas compliqués, elle peut durer des mois. La conjonctivite catarrhale rhumatismale est peu grave, ses complications seules peuvent augmenter sa gravité.

Le traitement général sera indiqué plus loin. Quant au traitement local, il consistera à combattre l'inflammation : 1° par des instillations avec un collyre au nitrate d'argent (50 centig. pour 100 gr.) neutralisé immédiatement par l'eau salée ; 2° par des collyres astringents au sulfate de zinc ou au sulfate de cuivre.

Contre la douleur, on pourra employer les instillations du collyre au sulfate d'atropine. Contre le chémosis, on obtiendra un certain résultat des scarifications qui agiront comme saignées locales. On maintiendra constamment sur l'œil des compresses de camomille chaude et, plusieurs fois par jour, on fera des lavages.

Obs. V. — Conjonctivite rhumatismale. Observation recueillie par Lamy, externe dans le service de M. le Dr Barth (Hôtel-Dieu). In thèse C. Fernet, p. 96, 1865.)

C... (Amélie), âgée de 38 ans, journalière, entrée le 15 avril 1863. Cette femme d'une constitution délicate, revient à l'Hôtel-Dieu, où elle a été déjà soignée plusieurs fois pour des palpitations de la dyspnée, de l'anxiété précordiale, troubles consécutifs à une péricardite chronique, dont on constate les signes. Une pleurésie il y a cinq ans; jamais de douleurs articulaires. Soumise au traitement que nécessitait son état, elle était dans le service depuis quinze jours, lorsque, le 30 avril, elle ressentit de la courbature, du malaise et des frissons. Quatre jours après, elle éprouva des douleurs articulaires dans les épaules, les coudes et les poignets. On administre la vératrine.

Le surlendemain, 6 mai, apparaît une complication du côté des yeux. La malade se plaint de douleurs à l'œil droit. La conjonctive est tuméfiée et infiltrée de sérosité avançant sur le bord de la cornée.

Le 7. Le gonflement de la conjonctive est tel, que la cornée est presque totalement recouverte. L'œil gauche commence à se prendre. Le 8, les deux yeux sont tuméfiés; la malade ne peut les ouvrir. Les douleurs articulaires ont notablement diminué à mesure que s'est développée la fluxion du côté des yeux. A partir du 9, tous les symptômes vont en s'amendant. Au bout de deux ou trois jours, l'œdème de la conjonctive est disparu ; les accidents articulaires ne tardent pas eux-mêmes à diminuer, quoique lentement; et ce n'est que le 27 avril qu'on peut considérer la guérison comme assurée.

Ainsi, dans cette observation, nous voyons une fluxion oculaire précédée et suivie de douleurs articulaires qui indiquent assez clairement sa nature; le rhumatisme aigu a frappé simultanément les yeux et les articulations.

Obs. VI. — Conjonctivite rhumatismale compliquée de kératite et d'iritis, survenue dans le cours d'un rhumatisme articulaire aigu. (Observation publiée dans les archives d'ophthalmologie, par M. Terrier, professsur agrégé de la Faculté de Paris, chirurgien de l'hôpital Bichat.)

Mme B..., récemment mariée, a toujours été d'une santé un peu délicate; elle est bien réglée, n'a pas encore eu de couches, ni de fausses-couches.

En décembre 1880, Mme B... se plaignit de troubles intestinaux : coliques, diarrhée, qui ne tardèrent pas à s'amender sous l'influence d'un traitement rationnel : diète lactée, potions opiacées.

Le 24 du même mois, la malade fut prise le soir d'une vive douleur dans le genou droit et dut s'aliter.

Le lendemain, 25 décembre 1880, je vis Mme B... et je constatai tous les symptômes d'un rhumatisme articulaire aigu fébrile (38°,6), localisé au genou droit; j'ajouterai que le fait ne m'étonna que médiocrement, les parents de Mme B... étant tous très rhumatisants.

Ce jour même, mon attention fut attirée du côté des yeux de la malade et je contatai l'existence d'une double conjonctivite, avec un peu d'injection de la conjonctive oculo-palpébrale et un léger écoulement catarrhal.

Le 26. Les accidents s'étaient aggravés, la fièvre était assez vive (Pouls, 120. Temp. 38°,2); le genou, très gonflé par un épanchement intra et extra-articulaire, était fort douloureux au toucher et au moindre mouvement.

La conjonctivite semblait aussi plus accusée, en particulier à gauche ; il y avait un peu d'œdème palpébral, plus marqué à la paupière supérieure. Un vésicatoire volant est placé sur l'article malade, (4 gr, de salicylate de soude, lotions tièdes sur les yeux).

Un interrogatoire méthodique et l'examen de la malade permirent de m'assurer qu'il n'y avait, ni pertes blanches, ni uréthrite, en un mot qu'on ne pouvait penser au rhumathisme dit blennorrhagique.

Les jours suivants, les accideuts restèrent à peu près stationnaires, la température oscillant entre 38°,2 et 38°,4 ; toutefois l'articulation du genou droit s'améliora beaucoup, mais celle du pied (tibio-tarsienne) gauche se prit le 30 décembre 1880.

On avait entouré d'ouate l'articulation du genou droit, on fit de même pour l'articulation tibio-tarsienne gauche. Continuation du salicylate de soude à la dose de 4 et 5 grammes, sans grands résultats.

La conjonctivite de l'œil droit, jusqu'alors peu accusée, se développa très vite et prit les allures d'une conjonctivite catarrhale aiguë assez intense. Elle fut traitée par l'instillation de quelques gouttes d'un collyre au nitrate d'argent (10 centigr. pour 30 gr.) et des lotions tièdes légèrement phéniquées,

1er janvier 1881. — L'état général parut s'améliorer et la température tomba à 37,7 le matin. Pouls à 96,

Les articulations du genou et du cou-de-pied étaient moins douloureuses, toutefois le poignet gauche fut pris à son tour. Cette détente générale s'accompagna aussi d'une amélioration dans l'état des conjonctives ; il n'y avait plus d'œdème palpébral, l'écoulement muqueux était presque nul, cependant l'hyperhémie conjonctivale était encore vive et la malade se plaignait de la sensation de corps étrangers dans les yeux. Traitement *ut supra.*

Les règles apparaissent le 3 janvier, elles sont normales.

Vers le 7 janvier, exacerbation légère des douleurs avec augmentation de la fièvre (pouls 108, temp. 38.2.

La conjonctivite persistait malgré les cautérisations légères faites avec une solution de nitrate d'argent au 100e et à l'aide d'un pinceau en blaireau. Il est entendu que cette solution était neutralisée avec du sel marin, dès qu'elle avait été étalée sur la conjonctive oculo-palpébrale. Lotions chaudes légèrement phéniquées.

Il n'y a rien du côté de la cornée, ni du côté de l'iris, pas de photophobie, pas d'augmentation de la tension intra-oculaire ; le fond des yeux est normal, les milieux sont transparents.

Le 12. Les articulations prises sont encore douloureuses, mais l'état général est meilleur. Toutefois de vives douleurs se font sentir pour la première fois dans l'œil gauche, celui qui avait été pris le premier d'accidents un peu intenses, de conjonctivite catarrhale. Mme B...

se plaint surtout de picotements, de brûlure légère, de sensation de graviers, de corps étrangers dans cet œil; il y a du larmoiement et de la photophobie.

A l'éclairage oblique, il est facile de constater à la surface de la cornée, l'existence d'une sorte de piqueté blanchâtre, dû manifestement à une perte d'épithélium de cette membrane, qui paraît se desquamer et offre un aspect terne. L'iris est normal, la pupille mobile. Instillation de sulfate d'atropine. Compresses d'eau chaude légèment phéniquée. On a cessé le salicylate de soude que la malade ne peut plus supporter.

Les 13 et 14. La température du matin oscille entre 37,3 et 38 ; une nouvelle poussée se manifeste du coté des articulations métacarpo-phalangiennes des doigts de la main gauche.

Quant aux troubles oculaires, ils évoluent lentement : au niveau des points blanchâtres signalés plus haut sur la surface de la cornée gauche, se sont produites de petites ulcérations à bords taillés à pic, mais peu profondes. La photophobie et le larmoiement persistent; les douleurs sont moins vives. L'iris est toujours indemne de toute lésion, la tension oculaire est normale. Pas d'anesthésie de la cornée malade, un peu de sensibilité péri-cornéenne au niveau du cercle ciliaire.

L'œil droit présente toujours de l'hyperhémie conjonctivale, mais il n'y a pas de troubles de la cornée.

Le 15. Légère amélioration du côté de l'œil gauche, qui est traité par l'atropine et les compresses chaudes. Cette amélioration se continue jusqu'au 20 janvier ; les ulcères cornéens sont presque réparés, la photophobie et le larmoiement sont presque nuls.

Les accidents articulaires sont légers, mais persistants.

Le 21. Les accidents du côté de la cornée se manifestent du côté droit et leur évolution est absolument celle qu'on avait déjà observée à gauche : piqueté de la cornée, puis dépoli et exulcérations, douleurs, photophobie, larmoiement. L'iris reste normal.

Le 24. Les phénomènes de kératite ulcéreuse développés à droite s'améliorent beaucoup, les ulcérations se réparent bien, les douleurs et la photophobie sont peu accusées. Quant aux accidents articulaires ils sont très légers, la température est normale, le pouls est fréquent entre 92 et 100.

Le 25. L'œil gauche successivement atteint de conjonctivite, puis de kératite et presque guéri, est pris tout à coup d'iritis. L'iris est plus foncé que normalement, des exsudats s'aperçoivent à la partie périphérique du cristallin et paraissent s'étaler sur sa capsule antérieure la pupille immobile est un peu rétrécie. Quelques douleurs péri-orbitaires, et légère augmentation de la tension intra-oculaire. On prescrit alors des instillations répétées d'atropine, quatre fois par jour, le calomel est donné à la dose de 10 centigr. en 10 paquets.

Le 26. L'exsudat tapisse absolument la face antérieure du cristallin d'une mince couche d'aspect blanchâtre, à travers laquelle on ne peut voir le fond de l'œil, d'où une notable diminution de l'acuité visuelle. L'iris dilaté est un peu déformé, il n'y a plus de douleurs péri-orbitaires.

Le 27. L'exsudat tend à se rétracter vers le centre de la capsule cristallinienne antérieure, si bien qu'entre lui et le bord de l'iris existe une zone noire transparente. Cet exsudat présente alors une forme polygonale à bords concaves et dont la concavité répond à la circonférence de la pupille,

Le 28. Apparition pour la deuxième fois des règles, qui d'ailleurs, sont normales. L'état de l'œil gauche est stationnaire. Même traitement.

Le 29. Très notable amélioration de l'œil gauche, l'exsudat est presque résorbé, l'iris est mobile, il n'y a plus de douleurs ciliaires, ni de tension exagérée du globe.

Le 31. L'œil droit devient douloureux au toucher, surtout au niveau du cercle ciliaire, et la tension oculaire est très notablement augmentée. Il y a quelques douleurs articulaires, le pouls remonte à 104, la température varie à 38. Instillations d'atropine, calomel à doses fractionnées, une sangsue à la tempe droite.

1er février. — Les accidents d'iritis sont plus accusés qu'hier, la pupille est déformée, la couleur de l'iris plus terne, la chambre antérieure plus profonde. L'examen ophtalmoscopique permet de constater un léger trouble du corps vitré. La malade accuse des douleurs péri-orbitaires ; la tension oculaire est augmentée. Traitement *ut supra.*

Le 2. Exsudat grisâtre étendu sur la circonférence de la capsule antérieure du cristallin et obturant en partie la pupille. Quelques douleurs péri-orbitaires ; traitement *ut supra.*

Le 3. L'exsudat obture toute la pupille et recouvre absolument toute la capsule cristallinienne. La tension diminue un peu, ainsi que les douleurs spontanées et à la pression. Traitement : atropine en instillation et calomel à doses réfractées.

Le 4. La résorption de l'exsudat se fait à droite comme à gauche, c'est-à-dire de la périphérie au centre, en prenant un aspect polygonal à bords concaves.

Les 5 et 6. Cette résorption de l'exsudat continue, la tension oculaire est normale, les douleurs sont presque nulles et la vision s'améliore. On continue le calomel, qui détermine un peu de salivation.

Le 8. L'exsudat à presque disparu, mais l'iris reste irrégulier et peu dilaté. malgré les instillations d'atropine. Il y a toujours un peu de photophobie et de larmoiement. A cette date, les accidents du coté des articulations sont presque nuls. Il n'y a plus de fièvre (37°), le pouls est encore rapide, 94.

Le 9. Même état du coté de l'œil droit ; réapparition de quelques douleurs à la main droite.

Les 10, 11, 12 et 13. Il ne reste plus que quelques taches blanchâtres disséminées à la surface de la cristalloïde antérieure. L'iris se dilate mieux et devient régulier ; la tension oculaire est normale des deux cotés ; il n'existe presque plus d'injection périkératique.

Les douleurs articulaires persistent, mais très atténuées, et sans autre réaction générale qu'une accélération notable du pouls, qui reste à 100 au minimum.

Le 15. Nouvelle apparition des règles. Les douleurs sont moindres; pouls, 88; température. 36°,8 le matin.

Le 17. Douleurs ciliaires à droite, le soir et pendant la nuit.

Le 18. L'iris est contracté, photophobie légère et larmoiement : les pressions provoquées par la pression sur le globe sont assez vives, surtout au niveau du cercle ciliaire. En même temps, on constate une réapparition, ou plutôt une petite poussée de rhumatisme du côté des articulations de la main droite.

Le 21. Exacerbation des accidents d'iritis : chambre antérieure profonde, tension augmentée, douleurs ciliaires spontanées et provoquées, cornée un peu trouble à son centre. Ces accidents oculaires coincident avec l'apparition de nouvelles poussées congestives du côté du poignet et du genou primitivement atteints. Pas de fièvre; pouls, 96; température du matin, 37.

On revient aux instillations fréquentes d'atropine (4 par jour), au calomel à doses fractionnées, et aux sangsues (une à la tempe droite).

Les 22, 23 et 24. Persistance des phénomènes. Traitement *ut supra*.

Le 25. Amélioration, la tension diminue ainsi que les douleurs, il y a un peu de trouble dans la chambre antérieure et dans les lames de la cornée, il existe encore une injection périkératique intense. Douleurs, larmoiement et photophobie moindres. Traitement *ut supra*.

Le 26. L'amélioration continue, l'iris se dilate, la chambre antérieure s'éclaircit ainsi que la cornée. Le calomel ayant déterminé la salivation mercurielle, on le supprime.

Le 28. Douleurs nulles à la pression du globe, même au niveau du cercle ciliaire, tension normale, pupille dilatée et assez régulière. La salivation mercurielle continue.

1er mars. La photophobie et le larmoiement ont presque disparu, l'amélioration continue.

Le 5. La cornée seule conserve un peu de trouble à son centre.

Le 6. L'extrême dilatation de l'iris, sous l'influence de l'atropine, permet de constater deux petites synéchies postérieures. De plus, à l'éclairage oblique, on remarque un très fin piqueté dans toute la partie inférieure de la face postérieure de la cornée (aquo-capsulite des classiques).

Le 11. Persistance des deux synéchies. Les milieux profonds sont encore un peu troubles et la pupille paraît légèrement voilée.

Du côté de l'œil gauche, les milieux sont encore un peu troubles, et la pupille normale.

Le 14. Même état. Les douleurs articulaires ont disparu, mais les articulations prises restent très raides.

Mme B... part à la campagne en convalescence; celle-ci fut assez longue, comme cela s'observe après le rhumatisme articulaire aigu; mais ce qu'il est plus important de noter, c'est que les troubles oculaires disparurent absolument, et que, depuis lors, les yeux de Mme B..., ont été excellents et n'ont plus présenté la moindre lésion.

Pour faciliter l'interprétation de cette observation relatée un peu longuement, nous croyons pouvoir la résumer en quelques lignes.

Le 25 décembre 1880, en même temps que des accidents de rhumatisme articulaire aigu, se développe une conjonctivite catarrhale, plus intense à gauche qu'à droite. Six jours après, les accidents rhumatismaux aigus persistant, la conjonctivite s'était améliorée à gauche, mais au contraire accentuée à droite.

Le 1er janvier 1881, on note une détente dans l'état général et dans l'état local, soit du côté des articulations, soit du côté des yeux. Toutefois l'hyperhémie des conjonctives persiste et même s'accentue le 7 en même temps qu'une poussée articulaire se manifeste.

Le 12. Accidents de kératite sur l'œil gauche. Ces accidents s'amendent peu à peu, lorsque le 21 l'œil droit se prend à son tour.

Le 25. Phénomènes d'iritis exsudative à gauche, qui durent quatre à cinq jours.

Le 31. Mêmes phénomènes à droite, qui s'amendent vers le 11 février pour reparaître le 18 en même temps qu'une attaque de rhumatisme articulaire. Enfin, tous les accidents s'améliorent à la fin de février et disparaissent vers le milieu de mars.

. . . .

Obs. VII. — Conjonctivite muco-purulente rhumatismale. — Hydarthrose aiguë. — Résumé d'observation recueillie par M. le Dr Lelion et empruntée au travail de M. Terrier (Arch. ophtal., 1, 1884).

Il s'agissait d'un petit garçon de 2 ans 1/2 auprès duquel il fut appelé, le 9 avril 1880, pour traiter une ophtalmie muco-purulente de l'œil gauche.

Instillation d'une solution de nitrate d'argent (0,10 p. 15 gr. d'eau); lavages, compresses chaudes d'eau émolliente.

Du 10 au 15, les accidents diminuent et la tuméfaction œdémateuse de la paupière cède, si bien que l'enfant peut ouvrir l'œil et montrer sa cornée intacte. L'écoulement muco-purulent diminue aussi.

Le 18. Les accidents oculaires se sont amendés, mais l'on s'aperçoit que le genou droit est gonflé et douloureux ; il existe un épanchement considérable dans cette articulation ; l'enfant ne peut plus marcher, ni même se tenir debout. Un vésicatoire volant est placé le 20 avril ; l'œil va toujours mieux.

Le 22. Amélioration notable du genou, mais l'œil redevient malade.

Le 23. La marche est possible, le genou est à peine tuméfié ; l'œil est de nouveau œdématié, l'écoulement est redevenu séro-purulent, quoique moins intense qu'au début de l'affection. Cette ophtalmie céda au bout d'une huitaine de jours et ne laissa pas de traces de son passage. L'hydarthrose aiguë a complètement disparu et ne s'est pas reproduite.

3. La troisième variété de conjonctivite rhumatismale que nous devons décrire porte le nom de *conjonctivite blennorrhagique catarrho-rhumatismale.*

Signalée par Hinly et Ricord, elle a été récemment décrite par M. le professeur Fournier. Cette conjonctivite ne résulte pas d'une inoculation de pus blennorrhagique, mais apparaît sous l'influence de causes inconnues dans le cours d'une blennorrhagie. Pour M. le professeur Fournier, les affections oculaires, de même que les affections articulaires que l'on observe pendant le cours d'une blennorrhagie, seraient des manifestations diverses d'un même virus blennorrhagique. M. le professeur Panas n'accepte pas la théorie de M. Fournier relative au virus blennorrhagique engendrant des manifestations articulaires ou oculaires. Si ces manifestations, dit M. Panas, dépendaient d'un virus, nous devrions observer plus souvent ces affections dans le cours d'une blennorrhagie. « En réalité, pour que les malades présentent des accidents oculaires ou articulaires, il faut qu'ils soient rhumatisants ou en puissance d'arthritisme. La blennorrhagie n'est que l'occasion qui fait éclater les phénomènes rhumatismaux, qui réveille la diathèse (1). »

La conjonctivite catarrho-rhumatismale blennorrhagique affecte les deux yeux, bon signe différentiel avec la conjonctivite purulente, suite d'inoculation. Elle reste rarement limitée à la conjonctive oculo-palpébrale et donne souvent lieu à un épanchement de la chambre antérieure désigné sous le nom d'Aquo capsulite, complication que nous décrirons en étudiant l'iritis séreuse.

La conjonctivite catarrho-rhumatismale a une évolution symptomatique semblable à celle de la conjonctivite catarrhale que nous venons d'étudier. La brusquerie du début, l'œdème palpébrale, le sentiment de brûlure, de picotements, sa coïncidence constante avec la blennorrhagie, peuvent parfois au premier abord faire croire, dans des cas très aigus, que l'on a à lutter contre une ophtalmie purulente blennorrhagique. Mais, en examinant les lésions avec plus d'attention, en consultant les antécédents du malade, en observant la marche régulière et le peu de gravité des accidents qui portent toujours sur les deux yeux, on ne peut hésiter longtemps à porter un diagnostic favorable.

L'affection qui nous occupe est donc, en général, peu grave. Sa durée varie entre huit et quinze jours s'il n'y a

(1) Panas. Union médicale, 20 avril 1884.

pas de complications. On appliquera le même traitement local que pour la conjonctivite catarrhale rhumatismale.

Nous n'avons eu l'occasion d'observer cette manifestation qu'une seule fois. Nous en donnons l'observation; elle a été recueillie par nous à l'hôpital du Midi, alors que nous remplissions, dans le service de notre excellent maître, M. Mauriac, les fonctions d'interne par intérim.

Obs. VIII (personnelle). — Conjonctivite catarrhale rhumatismale blennorrhagique, précédant de huit jours une attaque de rhumatisme articulaire aigu.

Le nommé Claude V..., âgé de 40 ans, ouvrier tapissier, se présente à la consultation du Midi, service de M. le Dr Mauriac, le 4 juin 1880.

Depuis la veille il a les paupières très enflées et il éprouve dans les deux yeux une sensation de brûlure. Il nous annonce qu'il a une blennorrhagie depuis sept semaines dont il ne souffre plus, mais dont l'écoulement n'est pas terminé. Il constate chaque jour des taches sur son linge. Il nous déclare qu'il ne croit pas s'être porté les mains aux yeux lorsqu'elles étaient malpropres ; car, dit-il, il prend les plus grandes précautions à cet égard.

Craignant une ophtalmie purulente blennorrhagique, nous le recevons dans les salles et, après la consultation, nous allons voir notre malade.

Ses paupières sont rouges et très gonflées. Elles forment un bourrelet. Ses cils et les bords libres de ses paupières sont agglutinés par une sécrétion muqueuse très épaisse. En écartant les paupières, nous constatons que la cornée n'est pas enflammée, tout au plus est-elle un peu terne. Tout autour de la cornée, la conjonctive très gonflée forme un bourrelet œdémateux. Le malade prétend souffrir pendant cet examen. La conjonctive palpébrale est aussi très enflammée ; elle est injectée et secrète de la sérosité un peu épaisse, mais n'est pas franchement purulente. Embarrassé par les résultats négatifs de notre examen, nous examinons les urines. Nous ne trouvons pas d'albumine ; nous examinons les organes du malade et nous ne trouvons rien que sa blennorrhagie. Il nous raconte qu'il a déjà eu une attaque de rhumatisme il y a six ans, que son père était goutteux mais, ne connaissant pas ce genre de manifestations rhumatismales nous n'y attachâmes aucune importance. Nous le cautérisâmes nous-même avec une solution au nitrate d'argent (0,25 centigr. p. 25 gr. d'eau) et nous fîmes un lavage à l'eau salée. Dans la soirée et dans la nuit on employa des lavages avec de l'eau blanche et on appliqua constamment des compresses du même liquide. Le lendemain, M. Mauriac diagnostiqua une conjonctivite catarrhale très aiguë et ordonna des lavages, six fois par jour, avec de l'eau alcoolisée ; puis, après chaque lavage, deux gouttes de collyre au sulfate de zinc.

Au bout de quatre à cinq jours, les paupières commençaient à diminuer, l'écoulement qui était devenu légèrement muco-purulent diminua. On continue toujours le même traitement.

Le huitième jour, les paupières étaient revenues à leur volume normal. Elles étaient rouges, la conjonctive était toujours injectée, mais la sécrétion était à peu près tarie. Le soir, le malade se plaignit de douleurs dans le genou gauche.

Le lendemain, la douleur s'était généralisée. A l'articulation tibio-tarsienne, le malade avait la fièvre : 39° de température. Les articulations de la jambe droite sont aussi un peu douloureuses. Il y a des signes d'épanchement dans le genou gauche. Les yeux vont beaucoup mieux ; un peu de rougeur des paupières. Le chémosis a disparu. La conjonctivite est seulement très injectée. On donne au malade 4 gr. de salicylate de soude.

Le lundi 14, nous envoyons le malade à l'hôpital Cochin.

4. La quatrième variété de conjonctivites rhumatismales comprend les formes dites éruptives.

Ce sont les conjonctivites eczémateuses et pityriasiques de Bazin et Handy que l'on observe sur la conjonctive et le bord libre des paupières. Ces manifestations sont presque toujours accompagnées de manifestations arthritiques semblables sur une autre partie du corps. L'eczéma des paupières accompagne souvent l'eczéma de la face. Le pityriasis de cuir chevelu accompagne souvent celui des paupières et de la conjonctive. Dans le premier cas nous observons des granulations vésiculeuses, dans le second cas nous remarquons une sécheresse particulière accompagnée de desquamation furfuracée. Il y a démangeaison. Le malade se plaint souvent de mouches volantes occasionnées par des petits débris épithéliaux déposés sur la cornée.

Dans cette classe, M. le professeur Panas fait rentrer les conjonctivites érythémateuses souvent très intenses produites par les instillations d'atropine ou d'ésérine. Il ne semble pas douteux que cette susceptibilité si grande de certains malades à l'emploi de ces médicaments, et la production si facile dans certains cas d'éruptions blépharo-conjonctivales, tiennent en grande partie à leur état général, à une prédisposition arthritique.

5. Nous arrivons enfin à la cinquième et dernière variété : celle signalée récemment par M. Perrin et qui fit l'objet de plusieurs discussions à l'Académie de médecine. Nous voulons parler de la conjonctivite rhumatismale purulente destructive non blennorrhagique.

Dans la séance du 17 janvier 1882, M. Perrin communiqua à l'Académie de médecine une série de cinq observations de conjonctivites purulentes survenues, sans contagion, sur des individus indemnes de blennorrhagie, mais présentant des signes manifestes de rhumatisme, M. Perrin, dans les conclusions de sa communication, se demande si le rhumatisme ne pourrait pas produire d'emblée ces manifestations purulentes destructives.

Dans la séance du 10 avril 1883, M. Perrin lut une série de nouvelles observations qui, selon lui, mettent hors de doute l'existence d'une forme de conjonctivite purulente ou catarrhale qui se développe sans contagion et sous l'action du rhumatisme. Cette forme de conjonctivite s'est montrée soit avant, soit pendant, ou peu de temps après d'autres manifestations rhumatismales. Elle ressemble à l'ophtalmie blennorrhagique par la violence de l'attaque, par l'évolution, par les dangers qu'elle fait courir à la cornée malgré le traitement local le mieux dirigé.

Dans la séance du 1er mai, M. le professeur Panas, rédondant à M. Perrin, dit qu'il croit devoir faire quelques réserves, par cela même qu'il n'a pas eu l'occasion d'observer des cas semblables à ceux qui ont été publiés. Il ne nie pas l'existence de diverses espèces d'ophtalmies rhumatismales ou arthritiques ; mais il les considère comme d'une bénignité remarquable. Aussi, à l'occasion des conjonctivites rhumatismales graves, il trouve qu'il serait important de revoir si ceux qui en étaient porteurs n'étaient pas atteints de blennorrhagie ou de granulations conjonctivales antérieures.

Postérieurement à cette séance, dans une de ses cliniques, M. le professeur Panas nous a assuré que, dans tous les cas d'ophtalmies très aiguës destructives à bref délai qu'il avait observés, il avait toujours pu retrouver la cause dans une contagion de pus blennorrhagique. « Je sais bien, a-t-il dit, que le contage direct n'est pas toujours facile à dévoiler, mais il suffit de lire Mackenzie pour voir que, bien souvent, il s'est produit par une cause qui pourrait facilement passer inaperçue (1) ».

M. Terrier, dans son article sur un cas d'ophtalmie survenue dans le cours d'un rhumatisme articulaire aigu, cite une observation du Dr Lelion, que nous avons rapportée précédemment, et qu'il considère comme une forme analogue aux cas cités par M. Perrin. Nous regrettons de ne pas être de l'avis de l'éminent chirurgien de l'hôpital Bichat ; mais nous croyons que le jeune malade observé par M. Lelion était simplement atteint d'une conjonctivite catarrhale rhumatismale très aiguë. Ce qui tend à nous le faire croire, c'est la terminaison heureuse et sans marques appréciables après deux poussées coup sur coup. (Voir l'obs. n° VII.)

(1) Panas. Union médicale, loc. cit.

M. Dehenne, à la Société française d'ophtalmologie (1), présente un cas de conjonctivite purulente manifestement rhumatismale. Il s'agit, dit-il, d'une vieille femme impotente, perclue de rhumatisme, ne sortant jamais de chez elle, n'étant exposée à aucune espèce de contagion, qui, en trois mois, a été prise de trois ophtalmies purulentes parfaitement nettes, caractérisées par du gonflement des paupières, du chémosis et une sécrétion purulente extrêmement abondante.

Nous ferons les mêmes objections au cas de M. Dehenne qu'à celui de M. Lelion ; ces trois conjonctivites purulentes mais non destructives, ressemblent beaucoup à des conjonctivites catarrhales suraiguës.

Nous croyons donc, avec notre savant maître M. Panas, que la conjonctivite rhumatismale purulente destructive non blennorrhagique demande de nouveaux faits scrupuleusement choisis avant d'être admise sans conteste par les ophtalmologistes.

III. — Inflammations rhumatismales de la sclérotique

Connaissant la prédilection marquée du rhumatisme pour le tissu fibreux, on pourrait croire que, grâce à sa structure éminemment fibreuse, la sclérotique est un lieu d'élection fréquent de manifestations oculaires rhumatismales. Il n'en est rien cependant, et les observations de sclérite pure d'origine rhumatismale sont extrêmement rares. On n'en connait que quelques cas bien observés ; ils sont dus à Noyès, de New-York (voir l'obs. IX). Mais, si la sclérite pure est rare, il n'en est pas de même de l'épisclérite et de

(1) Bull. de la Société française d'opht., 1884.

la scléro-choroïdite antérieure qui, tantôt apparaissent et évoluent seules, tantôt sont liées à d'autres manifestations de l'œil.

Ce sont ces manifestations que tous les auteurs, depuis Wardrop, 1813 (dont nous signalerons les travaux à la bibliographie), ont désignées sous le nom de sclérite, de sclérotite, d'episclérite, etc., etc., rhumatismales. Avant d'en aborder l'étude, disons de suite que, dans tous les cas, les parties voisines concourent toujours à l'inflammation et donnent à la maladie une physionomie toute spéciale. Ces affections restent toujours localisées autour de la cornée, et se font remarquer par leur tenacité et la fréquence de leurs récidives.

1. N'ayant trouvé qu'un seul cas de sclérite pure (le cas de Noyès, de New-York, rapporté dans les annales d'oculistique de 1874), nous ne chercherons pas à donner une description de cette forme de sclérite. Nous nous contenterons de donner le résumé de l'observation de l'ophtalmologiste de l'hôpital de Bellevue.

Obs. IX. — Sclérite pure chez un rhumatisant saturnin et alcoolique. — Recueillie par Noyes, de New-York. (Résumé de l'observation analysée dans les Annales d'oculistiqne, 1874.)

John Van Star, peintre, âgé de 48 ans, entre à l'hôpital de Bellevue, le 26 octobre 1872. Il a eu du rhumatisme articulaire aigu en 1863; il est sujet aux coliques de plomb; enfin, il est alcoolique.

Il entre à l'hôpital pour des douleurs au ventre, aux épaules, aux genoux et aux articulations de l'index droit et du gros orteil gauche. Ces divers articles étaient enflammés. On note, en outre, une hypertrophie du cœur et de l'emphysème.

Le 31. Douleurs vives et photophobie de l'œil gauche, qui se tuméfie et offre du chémosis.

Le surlendemain, cet œil s'améliore un peu, lorsque l'œil droit se prend à son tour: hyperhémie intense, douleurs sus-orbitaires violentes, chémosis conjonctival considérable, écoulement muco-purulent.

Le 3 novembre. Les yeux semblent fixes et immobilisés. L'examen ophtalmoscopique, pratiqué le 4, permet de constater : à gauche, une opacité centrale du cristallin, du trouble de l'humeur vitrée et une immobilité presque absolue de la pupille ; à droite, un léger trouble cornéen, une opacité considérable du corps vitré, enfin une tension marquée du globe.

On pratique l'iridectomie des deux côtés.

Le 5. Légère amélioration, les douleurs sont moindres ; le chémosis est plus accusé et les conjonctives très hypertrophiées. Les accidents continuent à se calmer, la tension est normale, l'œdème, presque disparu à droite, existe encore un peu à gauche. Cette amélioration s'accentue jusqu'au 10. A cette date, accidents de délirium tremens, puis phénomènes thoraciques graves qui entraînent la mort le 13 novembre. L'autopsie permit de constater l'existence d'une double congestion pulmonaire et de quelques tubercules ; un épaississement de l'arachnoïde, enfin des altérations rénales avec dépôt d'urates dans les pyramides. Du côté des yeux : opacité du corps vitré, due à de la fibrine, couche exsudative entre la rétine et la choroïde très congestionnée ; la rétine est altérée par décomposition ; la sclérotique plus dense et plus épaisse que normalement.

M. Terrier, qui rapporte cette observation dans un article des Archives d'ophtalmologie, ne partage pas complètement l'opinion de Noyès. Il considère ce cas, non pas comme une sclérite pure, mais comme une ophtalmie séreuse de Stoll.

2. L'épisclérite rhumatismale, désignée encore sous les noms de périsclérite (Galezowski), de sclérotite (Gayet), et de sclérite, est une affection de l'âge adulte, que l'on observe principalement chez les sujets en puissance des diathèses arthritique, rhumatismale et goutteuse. Dans quelques cas elle pourrait être occasionnée par la scrofule et la syphilis ; mais nous ne citons ces deux dernières causes que pour mémoire. Le froid humide, les excès de travail, un traumatisme (Yvert), telles sont les causes occasionnelles les plus fréquentes chez les arthritiques et les rhumatisants.

Cette manifestation peut précéder une attaque de rhumatisme. A ce propos, nous citerons le cas d'un de nos amis qui a déjà eu trois attaques de rhumatisme précédées d'une poussée d'épisclérite. D'autres fois l'épisclérite se déclare pendant l'attaque de rhumatisme ; mais le plus souvent elle s'observe comme manifestation abarticulaire du rhumatisme.

Le début de cette affection est presque toujours insidieux. Elle existe déjà depuis plusieurs jours, plusieurs semaines, lorsque le malade s'en aperçoit. Elle se manifeste par une petite tache rouge violacée, située ordinairement du côté externe de la cornée, au niveau du point d'insertion du muscle droit externe. Cette tache, d'environ deux à trois millimètres de diamètre, est formée par l'injection des vaisseaux de la sclérotique et du tissu sous-conjonctival. Cette tache s'épaissit peu à peu et forme une bosselure jaunâtre, très dure, sur laquelle on peut faire déplacer les vaisseaux sous-conjonctivaux. Au bout de quelques semaines, la bosselure s'efface, la tache rouge disparaît et il ne reste plus qu'une coloration ardoisée. Dans certains cas, lorsque la tache commence à disparaître, on voit se développer sur un ou plusieurs points des taches semblables qui ont la même évolution.

Les complications de l'épisclérite sont : soit une opacité du bord de la cornée occasionnée par l'empiètement d'une des taches sur la cornée, soit des accidents du côté de l'iris. Dans ces cas, on observe de la photophobie, du larmoiement et des douleurs périorbitaires.

Dans les cas simples, il n'y a pas de catarrhe conjonctival, et un seul œil peut être pris. La durée est très variable : elle peut être de deux, six, dix mois et plus. La terminaison est toujours favorable quand il n'y pas de complications cornéennes ou irienne.

Le traitement local consiste à employer les instillations d'un collyre d'atropine ; 2° des compresses de camomille chaude ; 3° une légère compression ou simplement l'occlu-clusion de l'œil malade. Dans le cas de complication irienne, on emploiera avec succès les émissions sanguines locales.

Dans le chapitre du traitement général, nous indiquerons l'emploi du salicytate de soude dont quelques auteurs prétendent retirer un grand bénéfice dans le traitement de cette affection.

3. *Scléro-choroïde antérieure rhumatismale.* — Cette affection, encore appelée par quelques auteurs hydrophtalmie, est caractérisée par un ou plusieurs foyers d'épisclérite mal délimités formant parfois une injection perikératite à teinte rouge. Après un temps variable, l'iris perd sa contractilité, la pupille s'élargit et devient échancrée vis-à-vis des points où siégent les taches d'épisclérite. Ces échancures sont produites par des synéchies. La chambre antérieure augmente de profondeur, l'humeur aqueuse se trouble, l'œil durcit et quelquefois il y a de la photophobie.

Bientôt l'injection sclérale diminue et l'on voit apparaître des bosselures bleuâtres, distantes de cinq à six millimètres de la cornées. Ces bosselures peuvent atteindre le volume d'un pois. Elles siégent généralement entre les points d'insertions des muscles droits. Les symptômes fonctionnels sont nuls dans les cas subaigus et chroniques. Dans les cas aigus, il y a des douleurs ciliaires, des troubles de la vision, de la photophobie. L'acuité visuelle est le plus souvent diminuée. L'augmentation de l'axe antéro-postérieur de l'œil occasionne de la myopie souvent accompagnée d'amblyopie, due à des opacités de la cornée, ou à des exsudats dans les milieux transparents. Enfin, la compression de la rétine et du nerf optique peuvent occasionner de la cécité.

L'examen ophtalmoscopique n'est possible que lorsque les milieux de l'œil sont transparents. Mais les lésions de la choroïde sont si antérieures qu'il est presque impossible de les apercevoir.

L'éclairage oblique, après dilatation par l'atropine de la pupille, peut donner d'utiles renseignements.

Pour l'anatomie pathologique de cette affection, nous renvoyons le lecteur à la leçon de M. le professeur Panas sur la scléro-choroïdite antérieure. Cette question très complète, et qui ne peut être résumée, est trop longue pour être placée dans notre travail.

Les causes sont les mêmes que celles que nous avons données pour l'épisclérite. Le diagnostic au début pourra être fait avec le glaucome dont elle présente quelques caractères la dureté du globe oculaire et les douleurs. Mais l'âge du malade et les symptômes caractéristiques observés sur la sclérotique empêcheront toute cause d'erreur. Le pronostic, relativement bénin dans les cas subaigus et chroniques, s'assombrit dans les cas aigus. Cette affection est cause de nombreux désordres, tels que les staphylômes antérieurs et leurs conséquences, l'atrophie complète de la choroïde et la myopie incorrigible qui en résulte, etc.

Les cas légers sont souvent sujets à récidiver.

Traitement local : 1° On placera le malade dans une chambre obscure. 2° On fera une ou deux émissions sanguines locales. 3° On emploiera chaque jour des instillations d'atropine. 4° On pourra faire aussi quelques frictions périorbitaires avec de l'onguent mercuriel belladoné. Enfin, dans les cas de tension extrême de l'œil, on pourra faire une ou plusieurs paracentèses de la cornée. Dans le cas où ce procédé ne suffirait pas, on aura recours à l'iridectomie. Mais, dans cette affection, on doit surtout avoir recours au traitement général (sudorifiques, diurétiques, purgatifs, etc.); nous y reviendrons plus loin.

A cette description, nous joignons une observation de scléro-choroïdite antérieure. Plus loin nous donnerons une observation de sclérite suivie de kératite interstitielle (voir l'obs. XII).

Obs. X (personnelle). — **Scléro-choroïdite antérieure chez un rhumatisant.**

Le nommé Cua...., âgé de 40 ans, employé, se présente à la consultation du 1er février et est inscrit sous le n° 286.

Antécédents héréditaires nuls.

Antécédents personnels : deux blennorrhagies dans sa jeunesse. Une attaque de rhumatisme articulaire aigu il y a dix ans (genoux, poignets, épaules). La maladie dura deux mois ; complication cardiaque : deux vésicatoires sur la région précordiale. Depuis deux mois, il a les yeux injectés ; le travail à la lumière est pénible. Depuis deux jours il voit des brouillards des deux yeux.

Etat actuel. — Homme assez bien constitué ; mais paraissant plus âgé qu'il ne prétend. Craquements dans toutes les articulations. Les paupières sont un peu bistrées ; les conjonctives palpébrales sont injectées. A droite, la sclérotique présente, entre l'insertion du droit externe et du droit supérieure, une bosselure grosse comme une petite lentille. La coloration de cette bosselure est bleuâtre. Tout autour de la cornée il y a une injection accompagnée çà et là de points rouges violacés. La tension de l'œil est augmentée ; la pupille est dilatée et irrégulière; synéchies du côté externe de l'œil. L'humeur aqueuse est un peu trouble ; le malade ne voit presque rien de cet œil.

L'œil gauche présente seulement deux points d'épisclérite : un au niveau du point d'insertion du muscle droit supérieur, et un autre un peu au-dessus du tendon du droit interne. La pupille n'est pas irrégulière, mais elle est voilée. A l'ophtalmoscope, on ne voit pas distinctement le fond de l'œil.

Traitement. — Calomel comme purgatif. Iodure de potassium, 1 gr. par jour; instillations matin et soir de deux gouttes d'un collyre d'ésérine. Sudation. Au bout de trois semaines de traitement le malade est complètement guéri.

IV. Kératites rhumatismales.

Du côté de la cornée nous avons à décrire une forme particulière de kératite dont les relations avec le rhumatisme ont été niées par la plupart des auteurs. Cette kératite a fait l'objet de bien des discussions et de bien des travaux. Malgré ces travaux, on n'est pas encore fixé sur la nature propre de cette maladie. Chaque auteur en donne une description différente de celle de son prédécesseur, et, l'ayant désignée sous un nom différent, n'a fait qu'embrouiller la question. C'est ainsi que Wardrop l'appelait kératite interstitielle; Desmarres, kératite disséminée; Sichel, kératite, vasculaire interstitielle ponctuée; Sœmisch, kératite parenchymateuse; Arlt, kératite scrofuleuse, et Hutchinson, kératite hérédo-syphilitique. Pour tous ces auteurs, le lymphatisme, la scrofule, la chlorose, mais surtout la syphilis, seraient la cause de cette affection. Pour notre maître M. Panas et pour plusieurs auteurs qui sont déjà revenus de l'idée systématique qui veut faire de cette kératite uue forme de syphilis tardive congénitale ou acquise, il n'est plus douteux que l'on doive admettre quelquefois une origne rhumatismale. Aussi, ne voulant pas d'une façon générale préjuger en rien sur l'étiologie de cette maladie, M. Panas l'appelle dyscrasique, et lui reconnait aussi bien comme cause la syphilis et le lymphatisme que la scrofule, le rhumatisme et l'arthritisme.

En consultant les auteurs nous avons trouvé quelques observations de kératite rhumatismale. Forster, de Breslau, entre autres, a observé des cas analogues à ceux que nous citerons plus loin dans une de nos observations. Le malade dont il parle avait aussi une kératite évoluant en même temps que des hydarthroses rhumatismales. Spencer Watson en cite un cas dans le cours d'un rhumatisme polyarticulaire aigu. Le Dr Couzon, dans sa thèse sur les kératites syphilitiques, en cite un autre cas des plus nets qui fut suivi de récidive. Enfin M. Panas nous a parlé plusieurs fois d'une petite fille âgée de 9 à 10 ans qui lui avait été adressée à l'Hôtel-Dieu, en 1883, par M. Mangolin, et qui présentait un type de kératite rhumatismale des plus purs. Du côté des parents, aucune trace de syphilis ; mais, chez le père, des douleurs rhumatismales. Pendant le cours du traitement qui dura plusieurs semaines, la petite fille fut prise d'arthrite avec épanchement abondant d'un genou, puis de l'autre, gênant la marche et ayant nécessité un traitement de six semaines par l'iodure de potassium. Cet épanchement articulaire est venu confirmer le diagnostic de kératite rhumatismale, porté par notre maître dès son premier examen.

Dans une discussion à la Société Française d'ophtalmologie, M. Panas a démontré combien on pourrait battre en brèche l'opinion d'Hutchinson sur la kératite interstitielle et les lésions de la syphilis héréditaire. Depuis lontemps, dit-il, « il proteste contre la tendance que l'on a à invoquer la syphilis dans tous les cas obscurs. Pour lui, les dents crénelées sont loin d'être des signes certains de syphilis héréditaire ; il pourrait citer nombre de cas ou la théorie d'Hutchinson est en défaut. Quant aux kératites, il trouve étrange qu'il faille 15 ou 20 ans et au delà pour que l'influence de l'hérédité se fasse sentir sur la cornée alors que le sujet n'a jamais présenté le moindre signe de syphilis héréditaire (1). »

Nous rapporterons, à la fin de ce chapitre, une observation de M. Parinaud et deux observations recueillies dans le service.

(1) Séance du 30 janvier 1884.

1. La kératite dyscrasique d'origine rhumatismale est caractérisée au début par un léger trouble de la cornée. Examinée à l'éclairage oblique, elle est terne et offre dans son épaisseur quelques points grisâtres que M. Panas a désignés sous le nom d'aspect granité. L'opacité naît soit au centre, soit à la périphérie. Elle est disposée en forme d'anneau, de demi-anneau ou de croissant à convexité, le plus souvent, inférieure et interne. Peu à peu cette opacité augmente, en général, du centre vers la périphérie ; si bien qu'au bout d'un certain temps on ne peut plus distinguer la pupille et l'iris.

Le siège de cette opacité a été très discuté. Généralement c'est dans la membrane de Bowman ; mais la membrane de Descemet est souvent attaquée, surtout lorsque l'affection dure un certain temps. Quand la lésion siège dans la membrane de Bowman on observe quelquefois des exfoliations de la cornée caractérisées par un picté que l'on voit très nettement à l'éclairage oblique. Dans certains cas, lorsque l'opacité est disséminée, la cornée offre un aspect comparé par Bérard à un ciel pommelé. Nous avons observé ce fait sur la malade de l'obs. XI. A propos de la même malade, nous pourrions ajouter que ces opacités avaient un peu la coloration du silex indiquée par Wardrop. Dans quelques cas, l'affection est indolore et sans réaction franchement inflammatoire. Les malades se plaignent de troubles de la vision qui augmentent de plus en plus ; c'est le cas de l'obs. XI. Dans l'obs. XII, nous avons un peu d'injection périkératique, de la photophobie et quelques douleurs.

Très péu de temps après l'apparition des opacités cornéennes, on voit se produire une injection qui, selon les cas, est légère ou intense. Au début, on voit un cercle périkératique composé de vaisseaux fins radiés, d'un rouge carmin, qui semblent situés sous la conjonctive. A mesure que la maladie fait des progrès l'injection devient plus forte et les vaisseaux envahissent de proche en proche le tissu cornéen. Ils sont parfois si fins qu'il faut une loupe et l'éclairage latéral pour les distinguer. A l'œil nu on croirait plutôt à un épanchement sanguin qu'à une vascularisation. Ces vaisseaux proviennent de l'episclère, de la conjonctive et de la sclérotique. La base de la cornée est presque toujours le siège principal de cette vascularisation. Ajoutons enfin que la vascularisation se développe souvent au moment où la révolution va se faire.

Les phénomènes inflammatoires sont en général assez accusés : pourtant le chémosis est assez rare. L'œil est douloureux à la pression, la sensibilité de la cornée n'est pas émoussée. On rencontre habituellement de la photophobie, du blépharospasme, du larmoiement. Les douleurs, parfois très intenses dans la période d'acuité, diminuent peu à peu. L'acuité visuelle est presque toujours diminuée.

La marche de la kératite interstitielle rhumatismale est extrêmement lente ; elle peut durer des mois et des années. Il est rare que les deux yeux soient pris en même temps ; quelquefois il y a huit à quinze jours d'intervalle entre l'apparition de la maladie sur les deux yeux. Lorsque la période de résolution commence, les vaisseaux disparaissent complètement. Il n'est pourtant pas rare de constater, dans l'épaisseur de la cornée, quelques opacités indolentes, un ou plusieurs néphélions qui pourraient servir plus tard de point de départ à une nouvelle poussée.

La terminaison est donc presque toujours favorable ; mais les récidives sont fréquentes. Notre obs. XI en est une preuve frappante. Ajoutons enfin que la kératite interstitielle rhumatismale ne suppure jamais.

Parmi les complications de la kératite rhumatismale nous

devons signaler l'iritis séreuse, l'épisclérite, la scléro-choroïdite antérieure et l'irido-choroïdite.

Le diagnostic devra être fait au début avec l'aquo-capsulite, mais on n'oubliera pas que souvent cette forme d'iritis est une complication de la kératite. Le pronostic est généralement favorable quand il n'y a pas de complications.

Le traitement sera local et général. Localement on appliquera des compresses de camomille chaude; on donnera des douches de vapeur avec l'appareil de Lourenço. Contre les douleurs on emploiera les émissions sanguines locales et surtout les instillations d'un collyre au sulfate d'atropine. Quand la cornée commencera à s'éclaircir, on pourra employer des projections de calomel et la pommade au précipité jaune. On y joindra le traitement général.

2. D'après MM. les Drs Abadie et Burucua, il existerait deux autres formes de kératites rhumatismales : l'une ulcéreuse, l'autre sans perte de substance (1).

La première forme serait caractérisée par une injection périkératique et conjonctivale rouge vif. La cornée présenterait une ulcération en coup d'ongle, déchiquetée, transparente, siégeant sur ses bords.

Les signes fonctionnels seraient très violents (douleur de tête à formes névralgiques, larmoiement, photophobie). Le pronostic serait peu grave, mais la réparation qui se fait complètement est quelquefois très longue chez les gens débilités.

Dans tous les cas de M. Abadie, les malades présentaient des signes manifestes de diathèse rhumatismale.

Dans la deuxième forme, on n'observerait aucune perte de substance; mais il se produit une infiltration grisâtre siégeant dans la membrane de Bowman. La surface de la

(1) Burucua. Rhumat. ocul, p, 32. Thèse de Paris 1884.

cornée est dépolie ; l'injection périkératique est plus modérée ; les signes fonctionnels sont, en général, plus légers.

Nous reprocherons à ces auteurs de trop s'appuyer sur les résultats donnés par le traitement pour assurer que ses manifestations sont rhumatismales. M. Burucua semble nous donner raison en nous annonçant un peu plus loin que, dans des cas analogues, mais où il n'y avait pas trace de rhumatisme, le salicylate de soude aurait produit d'aussi beaux résultats.

N'ayant jamais eu l'occasion d'observer des faits analogues et n'en trouvant aucun cas dans les auteurs, nous n'acceptons ces faits qu'avec la plus grande réserve.

Obs. XI (personnelle). — Kératite interstitielle pendant une attaque subaiguë de rhumatisme articulaire.

La nommée Augustine L..., âgée de 15 ans, inscrite à la clinique sous le n° 2361, 20 juin 1884.

Antécédents héréditaires. — Le père n'a jamais eu ni rhumatisme, ni syphilis. En ce moment, il a un peu mal aux yeux. La mère avoue avoir eu, à 18 ans, quelques boutons aux parties génitales externes. Ces boutons ont disparu après quinze jours de traitement, et la malade assure n'avoir jamais eu ni taches, ni boutons sur le corps, ni croûtes dans les cheveux, ni perte de cheveux, etc. Mariée à 23 ans, elle a eu cinq grossesses, quatre couches et une fausse couche. Sa fausse couche eut lieu à sa quatrième grossesse, à la suite de violences exercées par son mari. Les quatre enfants sont tous vivants et ne portent aucune trace de syphilis héréditaire. La mère n'a jamais eu de rhumatisme. Cette famille, actuellement sans travail, est dans la plus extrême misère. Elle habite une mansarde mal fermée, où l'air pénètre de tous côtés. Tous ont un peu mal aux yeux, mais surtout la jeune Augustine et son père.

Antécédents personnels. — La jeune malade est née à Paris ; elle a toujours été délicate. Pendant son enfance, elle n'a jamais présenté de symptômes de syphilis héréditaire. De 6 à 12 ans, elle a eu des accidents strumeux caractérisés par des ganglions sous le cou ; mais ils n'ont pas suppuré. Un peu de gourme sur la tête. Elle a eu la rougeole à 4 ans, la varioloïde à 5 ans. Réglée à 14 ans, mais irrégulièrement, elle a vu quatre fois, puis est restée neuf à dix mois sans voir. Elle a revu deux ou trois fois ses règles, puis elles ont disparu de nouveau. Depuis l'installation des règles, elle n'a jamais cessé d'avoir des pertes blanches. La malade se plaint d'avoir continuellement de la céphalalgie frontale. L'appétit est généralement bon ; mais elle a souvent des maux d'estomac, dus probablement à la mauvaise qualité et à la trop petite quantité des aliments. En 1883 (4 août), elle s'est présentée à la clinique pour une affection oculaire analogue à celle qu'elle a en ce moment. Elle fut inscrite sous le n° 2983, avec le diagnostic suivant : kératite interstitielle datant de trois semaines, dents crénelées ; atropine, compresses chaudes, toniques. Au bout de vingt jours, elle recommença à voir, et les lésions disparurent après trois mois de traitement.

Depuis six mois, elle a mal au genou gauche. Elle assure que c'est après avoir reçu un coup sur la cuisse que son genou gauche commença à lui faire mal ; bientôt elle ne put plus marcher, et entra à l'hôpital Sainte-Eugénie, où on la traita pour une hydarthrose (pointes de feu, sirop d'iodure de fer, bains sulfureux, repos). Effrayée par les pointes de feu, elle quitta l'hôpital au bout de onze jours. Depuis, elle marche un peu mieux, surtout depuis qu'elle a mal aux yeux.

Il y a trois mois qu'elle s'est aperçue que sa vision n'était plus aussi nette. Un mois après, elle y voyait beaucoup moins. Depuis lundi, elle n'y voit presque plus.

État actuel. — Jeune fille assez grande pour son âge et assez développée. Très blonde, teint pâle, gencives pâles. Les deux incisives supérieures et inférieures sont un peu crénelées ; les dents antérieures sont un peu espacées. Ganglions volumineux sous le maxillaire inférieur.

Yeux. — Les paupières sont normales, les conjonctives palpébrales sont injectées, les conjonctives oculaires sont très vascularisées ; injection périkératique avec anses vasculaires qui pénètrent dans la cornée, suivant une marche concentrique. A l'œil nu, on constate que la cornée présente une opacité pommelée. A l'éclairage oblique, nous constatons que la face externe de la cornée n'est pas malade, que les lésions sont peu profondes. L'opacité n'est pas complète sur les deux yeux. Sur l'œil droit, elle n'existe que sur les deux tiers supéro-externes. Sur l'œil gauche, disposition analogue, mais l'opacité est plus complète et un peu colorée. Douleurs dans les deux yeux, un peu de photophobie ; voit à peine pour se conduire. Iris intact, se dilate bien.

Nous examinons les autres organes et ne trouvons rien au poumon, rien au cœur. Jambe gauche : genou gonflé. Coloration impossible à décrire par suite d'application de teinture d'iode ; douleur à la palpation. Sensation de fluctuation autour de la rotule et choc rotulien. Craquements articulaires. Marche pénible.

Traitement. — Iodure de potassium. Iodure de fer. Huile de foie de morue. Compresses de camomille chaude. Pommade au précipité jaune. Atropine.

Le 25. La malade a seulement commencé son traitement hier ; il n'y a pas de changement du côté des yeux. Depuis samedi, les deux genoux sont pris. Épanchement manifeste à droite et à gauche. La malade a un peu de fièvre ; elle a eu des vomissements la veille ; céphalalgie violente, grande faiblesse. Nous lui conseillons d'entrer à l'hôpital dans un service de médecine. Nous ne l'avons pas revue.

Obs. XII. — Sclérite suivie d'une kératite interstitielle typique sur le même œil. Rhumatisme. — Observation recueillie par M. le Dr Parinaud.

Mlle Mah..., 20 ans, se présente à ma clinique le 8 octobre 1883.

Sclérite de l'œil gauche caractérisée par une injection violacée et une tuméfaction du tissu épiscléral, entourant toute la cornée, qui est indemne, ainsi que l'iris ; la pupille se dilate complétement par l'atropine. Quelques taches exsudatives de la choroïde vers les régions équatoriales, à la partie supérieure, avec de légers flocons du corps vitré. Peu de douleur.

Il y a eu, pendant l'évolution de la maladie, quelques points d'infiltration interstitielle du bord de la cornée.

16 novembre. La guérison de la sclérite est à peu près complète ; les lésions choroïdiennes persistent.

Le 25. La malade éprouve de nouveaux symptômes inflammatoires, qu'elle attribue à un refroidissement contracté près d'une fenêtre.

Le 27. Injection périkératique assez vive, bien distincte de celle de la sclérite. Légère infiltration interstitielle de la cornée, qui s'est développée les jours suivants.

Prescription. — Atropine, iodure de potassium, fumigations sèches.

14 décembre. L'infiltration a envahi toute la cornée et a pris le caractère d'une kératite interstitielle typique.

L'évolution a été relativement rapide. Le 17 janvier 1884, l'injection du globe est nulle et l'infiltration en pleine voie de résorption.

La sclérite qui a précédé cette kératite, l'influence du froid à laquelle la malade l'attribue sont déjà des preuves de l'origine rhumatismale, qui se trouve confirmée par les antécédents. Aucun soupçon de syphilis héréditaire ou acquise. La mère a souffert à plusieurs reprises de rhumatismes articulaires. La malade est également rhumatisante.

Elle a eu une arthrite du genou droit ; elle est sujette aux douleurs articulaires, principalement dans le coude droit.

Obs. XIII. — Kératite interstitielle double rhumatismale. (Observation recueillie par mon collègue et ami M. Macry, externe du service.)

Louise X..., âgée de 12 ans (inscrite sous le n° 2286.)

Antécédents héréditaires. — Père et mère bien portants : Jamais mal aux yeux.

Antécédents personnels. — Convulsions à 10 ans. N'a jamais louché. Il y a un an, rhumatisme articulaire aigu caractérisé par fièvre, sueurs, douleurs articulaires avec douleurs et gonflement des tissus périarticulaires. Pas de complications cardiaques; deux mois au lit. Huit jours après, plusieurs poussées de conjonctivite avec larmoiement. Vision normale avant le rhumatisme.

Etat actuel. — Se plaint de ne pas voir clair. On voit à la partie antérieure de la cornée gauche un grand nombre de ponctuations louches occupant le segment inférieur de la cornée. Le segment supérieur de la cornée a sa transparence normale. A droite, même opacité punctiforme, moins nombreuse, limitée à la périphérie de la cornée. Injection scléroticale plus prononcée à gauche par des synéchies. L'iris est normale. Les opacités punctiformes sont irrégulièrement disposées, elles n'affectent aucune forme géométrique. On ne trouve pas de syphilis dans la famille. Le malade ne présente aucune sorte d'altération osseuse, quoique ses dents, surtout celles de la mâchoire inférieure, soient échancrées et quelques-unes d'entre elles crénelées.

Traitement. —Iodure de potassium. Atropine. Sudation. Lavages et compresses à la camomille chaude.

V. — Inflammations rhumatismales de l'iris.

De toutes les manifestations oculaires rhumatismales, l'iritis est, sans contredit, la plus fréquente.

Cette affection qui semble survenir souvent sous l'influence de causes banales, telles que les refroidissements, un choc léger sur l'œil, la présence d'un corps étranger dans les culs-de-sac de la conjonctive, se développe toujours sous l'influence d'une diathèse. Elle se montre assez souvent dans le cours d'une blennorrhagie. Mais, dans tous les cas, elle semble avoir une préférence marquée pour les individus faibles, maladifs, épuisés par les veilles, par la fatigue, par une nourriture insuffisante, et présentant à tous les degrés les signes plus ou moins apparents de la diathèse arthritique, soit des antécédents rhumatismaux aigus ou chroniques du côté des articulations, soit des manifestations goutteuses, soit enfin des altérations cutanées.

Toutes les manifestations de la diathèse arthritique ne donnent pas également lieu à l'iritis rhumatismale. Rarement associée au rhumatisme polyarticulaire aigu, elle s'observe surtout dans les formes subaiguës et chroniques du rhumatisme. D'après le professeur Charcot, on l'observerait souvent dans le rhumatisme noueux. Ajoutons que c'est une des principales manifestations oculaires des formes abarticulaires et larvées du rhumatisme.

Après les iritis syphilitiques, les iritis d'origine arthritique sont, sans conteste, les plus fréquentes. Sur cent cas d'iritis, vingt-cinq au moins dépendent de l'arthritisme et du rhumatisme.

Les inflammations rhumatismales et arthritiques de l'iris sont multiples. Nous étudierons d'abord une forme rare : nous voulons parler de la forme plastique qui produit en peu de temps des synéchies postérieures et des fausses membranes sur le champ pupillaire. Nous décrirons ensuite la forme séreuse à laquelle les auteurs ont donné, selon la prédominance de certains symptômes, les noms d'iritis séreuse, d'aquo-capsulite, de descemétite, de kératite ponctuée, d'irido-kératite rhumatismale blennorrhagique, etc., etc.

1. La forme plastique, dont notre obs. XV est un exemple assez net, est caractérisée au début par une altération de la couleur de l'iris. De bleu ou brune qu'elle est ordinairement, elle devient verdâtre ou jaunâtre. Sa face antérieure paraît quelquefois boursouflée. La pupille, plus ou moins irrégulière, se dilate mal sous l'action des mydriatiques. Le fond de l'œil, dans les cas où elle n'est que voilée, paraît grisâtre ; dans les cas plus intenses, on ne peut l'apercevoir. Des synéchies postérieures s'établissent rapidement; elles sont le plus souvent incomplètes. La chambre antérieure paraît claire dans sa partie supérieure, et dans sa partie déclive on trouve un amas de nébulosités qui ressemble à un hypopyon. La cornée est généralement intacte, quelquefois elle est un peu terne.

Pour examiner ces différentes parties il est indispensable d'employer l'éclairage latéral à la loupe.

Du côté de la conjonctive, les phénomènes inflammatoires sont parfois assez intenses. Il y a le plus souvent une injection perikératique ; quelquefois il y a du chémosis Enfin, on observe des douleurs et des troubles de la vision.

La marche de cette forme d'iritis est assez lente. Sa durée varie entre deux et quatre semaines. Sa terminaison est presque toujours favorable, les synéchles ne résistant généralement pasau traitement.

Le diagnostic différentiel avec la forme séreuse est parfois fort difficile d'autant plus que très souvent ces deux maladies confondent leurs symptômes. On a alors des iritis mixtes séro-plastiques.

Les complications portent assez souvent du côté de la

choroïde. On a alors une irido-choroïdite plastique avec opacité du corps vitré empêchant le plus souvent d'éclairer le fond de l'œil même après la dilatation par l'atropine.

2. L'iritis séreuse dont nous avons donné précédemment les différentes dénominations est le type classique de l'iritis rhumatismale.

Nous ne reviendrons pas sur les causes ordinaires; elles sont communes avec celles de l'iritis plastique, et nous les avons indiquées en tête de ce chapitre. Nous nous occuperons seulement d'une variété assez fréquente qui dépend du rhumatisme larvé. Dans cette forme rhumatismale nous avons toujours affaire à une iritis séreuse franche; c'est cette forme qui fut signalée par Saint-Yves, Abernethy, Mackenzie, Brodie, Lawrence, Vidal, Brandes, et que Himly et Ricord décrivirent sous le nom d'ophthalmie blennorrhagique métastatique, pour bien montrer qu'aucune contagion directe ne peut être soupçonnée comme dans l'ophihalmie purulente.

L'iritis séreuse est exceptionnelle chez les gens simplement atteints de blennorrhagie. Il ne suffit pas d'avoir la blennorrhagie pour que cette complication se produise ; il faut que le sujet soit rhumatisant. Il est rare, du reste, que cette affection ne s'accompagne pas d'autres manifestations du rhumatisme larvé. Aussi, pour distinguer cette forme d'iritis séreuse des autres, M. Panas propose-t-il de la désigner sous le nom d'irido-kératite rhumatismale.

Pour en finir avec cette variété, disons qu'elle est une rareté pathologique chez la femme. Ce fait, entrevu par Swediaur, a été repris par Cullerier, Rollet et surtout par M. Panas qui, pendant son séjour à Lourcine, n'a eu l'occasion d'en observer qu'un seul cas. Nous avons indiqué précédemment les causes qui empêchent le rhumatisme blennorrhagique d'être plus fréquent chez la femme, nous n'y reviendrons pas.

Dans l'iritis séreuse de moyenne intensité les paupières sont généralement intactes, tout au plus sont-elles un peu rouges. Dans les cas très aigus elles peuvent être enflammées. La conjonctivite est rouge, vascularisée, mais ne présente que rarement une légère sécrétion muco-purulente. Il existe toujours autour de la cornée une injection vasculaire plus ou moins intense, souvent accompagnée de chémosis. La cornée, par sa face antérieure, n'est plus aussi brillante qu'à l'état normal. Par sa face profonde ou postérieure, et particulièrement par sa membrane de Descemet, elle prend part à l'inflammation. Cette inflammation est caractérisée par l'existence d'un plus ou moins grand nombre de petits points opaques, parfois visibles seulement à la loupe. Ces points sont diversement groupés tantôt en triangle dont la base répond le plus souvent à la partie inférieure de la cornée. Ces dépôts seraient dus, d'après Schweigger, à une altération de l'épithélium de la membrane de Descemet. D'après Coccius il y aurait une hypergenèse des éléments épithéliaux qui, subissant la dégénérescence graisseuse, se détacheraient en pellicules flottantes dans l'humeur aqueuse. Le liquide de la chambre antérieure est le plus souvent augmenté. Ce fait est indiqué par le refoulement de l'iris en arrière et la tension de l'œil.

Quelquefois l'humeur aqueuse reste transparente, mais, le plus souvent elle se trouble, devient fibrineuse et forme un caillot qui se porte à la partie déclive, entre l'iris et la cornée. Ce caillot qui ressemble à un hypopyon est très visible à l'éclairage latéral. L'iris ne change pas toujours de coloration, mais il perd son brillant. La pupille est immobile, moyennement dilatée et présente souvent des synéchies postérieures. Ces synéchies sont moins nombreuses et moins résistantes que celles que l'on observe dans l'iritis plastique. Mais, lors même qu'il n'y a pas de synéchies, l'iris enflammé se contracte mal, il est paresseux.

Souvent le fond de l'œil est masqué par un exsudat comparable à une fausse membrane qui obstrue la pupille ; mais ce symptôme est plus commun à l'iritis plastique.

Les signes subjectifs sont : la douleur qui peut précéder de deux à trois jours les autres symptômes; elle occupe soit le globe oculaire, soit les branches terminales du trijumeau, c'est-à-dire les nerfs sus et sous-orbitaires, La douleur est souvent plus forte la nuit que le jour ; lorsque l'inflammation envahit les procès ciliaires elle peut devenir extrêmement violente.

La photophobie est tantôt insignifiante, tantôt extrême ; mais le plus souvent médiocre. Signalons encore comme phénomènes subjectifs : l'amblyopie due le plus souvent à une complication soit du côté de la choroïde, soit du côté du corps vitré, soit une neuro-rétinite. La marche de l'iritis séreuse rhumatismale est, en général, subaiguë. Sa durée est de deux à quatre semaines ; sa terminaison presque toujours favorable si les parties profondes de l'œil n'ont pas été intéressées.

Le diagnostic est facile, vu la situation profonde du pointillé et l'inflammation de l'iris.

Le pronostic est en général favorable malgré l'intensité quelquefois très grande des accidents inflammatoires. Quand cette affection est bien soignée, elle laisse rarement des traces; dans quelques cas, elle laisse quelques synéchies iriennes.

Traitement : Les accidents inflammatoires seront combattus par des instillations d'atropine, des frictions mercurielles péri-orbitaires, de l'iodure de potassium et un bandage compressif.

Contre les douleurs, on pourra faire une saignée locale à la tempe, on donnera du sulfate de quinine à l'intérieur, ou bien on fera une injection de morphine. Wardrop a conseillé dans certains cas la paracentèse de la chambre antérieure. On emploiera en outre un traitement général approprié.

Obs. XIV. (Personnelle). — Iritis rhumatismale consécutive à des attaques de rhumatisme et de sclérite.

La nommée Fany B..., âgée de 15 ans, est inscrite au registre de la clinique sous le n° 593.

Antécédents héréditaires, — Père rhumatisant, alcoolique, mort de délirium tremens. Mère bien portante, a eu onze enfants ; pas de fausse couche.

Antécédents personnels. — Née à Paris. Rougeole à 2 ans, gourme à 9 ans, réglée à 14 ans 1/2.

Il y a quinze mois, la malade fut prise de violentes douleurs dans les articulations, genoux, poignets, épaules, accompagnées de fièvre, de sueurs. Ces douleurs durèrent trois semaines, puis cessèrent. Quelques mois après, nouvelle apparition des douleurs, mais cette fois dans la région lombaire et dans les jambes. Cette deuxième attaque subaiguë dura un mois.

Au moment de la première attaque, les yeux de la malade devinrent rouges tout à coup. Cette rougeur était accompagnée d'une douleur dans l'angle externe de l'œil. Ces symptômes durèrent trois mois. A la deuxième attaque, deuxième poussée plus intense que la première. La première fois, la vue n'était pas beaucoup gênée ; à la deuxième, la malade supporte difficilement la lumière. Un médecin, consulté à cette époque, ordonne des instillations d'atropine et de l'iodure de potassium. La malade suit ce traitement pendant deux mois sans grand résultat.

Etat actuel. — Enfant strumeuse, ganglions sous-maxillaires et cervicaux volumineux. Deux plaques d'eczéma sur le cou. Douleurs rhumatismales aux genoux, aux poignets et aux épaules : ces articulations sont le siège de craquements (genou et épaule gauches).

Yeux. — Les paupières sont normales. Les conjonctives palpébrales sont injectées, la conjonctive oculaire laisse voir un peu de sclérite sur l'œil droit et en dehors. La cornée, examinée à l'éclairage oblique, ne donne aucun signe pathologique. La chambre antérieure contient à sa partie déclive des matières nébuleuses, ressemblant un peu à un hypopyon. La pupille droite est irrégulière : cette irrégularité s'accentue lorsqu'on approche une lumière de l'œil après l'en avoir éloignée. Synéchies postérieures. On ne peut voir le fond de l'œil, la pupille est voilée, l'iris est terne. La malade ne voit rien de cet œil. L'œil gauche ne présente aucune lésion de la cornée ; rien dans la chambre antérieure ; la pupille se dilate bien. A l'ophtalmoscope, on ne trouve rien d'anormal dans le fond de l'œil. Myopie, forte de cet œil, à 2^{m} 1/2 avant correction, compte les doigts; à 2^{m} 1/2 après correction, avec 10 D. elle peut lire facilement.

Obs. XV. (Personnelle). — Descemétite rhumatismale.

Le nommé Chiappo, sujet italien, 42 ans, mécanicien, inscrit sous le nº 771.

Antécédents héréditaires. — Le malade a encore son père, âgé de 81 ans, qui aurait eu une sciatique. Sa mère, morte à 66 ans, aurait eu des rhumatismes.

Antécédents personnels. — Aucune maladie sérieuse pendant son enfance.

Première blennorrhagie en 1870 ; quatre autres blennorrhagies depuis. Sa dernière n'est guérie que depuis deux ou trois mois. Elle avait duré deux mois. A 39 ans, torticolis à droite, soigné en ville par l'iodure de potassium d'abord, puis par le salicylate de soude. En 1883, au moins d'avril, névralgie sciatique à gauche. Entra à Necker en juin, où on le traita par les ventouses, les pointes de feu, les bains de vapeur. Il sort guéri trois semaines après.

Il y a un mois, à la suite d'un refroidissement, il éprouva de vives douleurs sur la paupière gauche. Ces douleurs duraient depuis cinq ou six jours, lorsqu'un matin, il constata qu'il n'y voyait plus de cet œil. Huit jours plus tard, les douleurs apparurent à la région sus-orbitaire droite, avec des irradiations au sourcil, au front, à la tempe. Sensation de chaleur au niveau du muscle frontal. Pendant que l'inflammation se portait sur l'autre œil, l'œil gauche voit un peu mieux que l'œil droit.

A la consultation du 14 mars, nous observons ce qui suit :

Homme assez vigoureux. Pas de craquements dans les articulations. Pas de blennorrhagie, en ce moment, du moins. L'examen des yeux nous donne, pour l'œil gauche : paupière tombante, mais non enflammée. Ne souffre plus au niveau du trou sus-orbitaire. Tache d'épisclérite au-dessus de la cornée, plusieurs points rouge violacé, plus petits autour de la cornée.

Gérontoxon très caractéristique à la partie supérieure de la périphérie de la cornée. A l'éclairage oblique, on constate un pointillé siégeant à la face postérieure de la cornée. La face antérieure est intacte. Ce pointillé irrégulier siège au-dessous du centre de la pupille. L'iris est rétréci, irrégulier. La pupille est voilée; il y a des synéchies postérieures. Le malade ne voit presque plus de cet œil : il y a de la photophobie, du larmoiement.

L'œil droit : La paupière est aussi un peu tombante; quelques douleurs vagues circumorbitaires. Injection de la conjonctive palpébrale et de la conjonctive oculaire. Gérontoxon. Cornée intacte ; chambre antérieure voilée, très irrégulière.

Traitement : atropine, compresses de camomille chaude, sudation.

Le 19. Le malade a un peu souffert hier matin ; la vue est toujours presque impossible à gauche, encore trouble à droite ; l'iris droit est devenu irrégulier.

Le 28. Le malade va beaucoup mieux ; le larmoiement et la photophobie ont cessé ; les paupières sont toujours injectées. Le pointillé qui existait à la face de la cornée a beaucoup diminué ; la chambre antérieure est presque limpide ; l'iris se contracte mieux, mais est toujours un peu irrégulier. L'œil droit est complètement guéri.

Obs. XVI (personnelle). — Iritis rhumatismale.

La nommée M..., âgée de 67 ans, marchande, inscrite sous le n° 1133.

Rien à signaler comme antécédents héréditaires.

Antécédents personnels : Ne se souvient pas d'avoir été malade pendant son enfance. Réglée de 20 ans à 62 ans. Depuis la disparition de ses règles, pertes blanches très abondantes. Deux jumeaux à 22 ans. Pas de grossesse depuis. Il y a vingt ans, elle a eu des douleurs dans les bras, dans les jambes, aux genoux et aux articulations tibio-tarsiennes. L'attaque de rhumatisme dura six semaines et la convalescence trois mois. Deuxième attaque, huit ans après, beaucoup moins fortes, douleurs rhumatismales aux genoux. Troisième attaque il y a deux ans (genou, coude, poignet). Depuis, elle souffre très souvent.

Il y a huit ans, à la suite d'un refroidissement, elle s'aperçut qu'elle n'y voyait presque plus. Elle éprouva de vives douleurs, de la rougeur. Elle voyait des brouillards devant ses yeux. Traitée par des sudations, de l'iodure de potassium et de l'atropine, ces symptômes disparurent au bout de deux mois. Depuis, tous les fois qu'elle s'expose au froid, elle éprouve des symptômes analogues.

Etat actuel. — Il y a huit jours, elle s'est refroidie, et le lendemain elle remarque qu'elle avait de nouveau des brouillards devant les yeux ; elle éprouvait aussi de vives douleurs périorbitaires et dans l'œil lorsqu'elle voulait fixer un objet.

A l'examen, nous observons sur l'œil droit une injection périkératique et de la rougeur de la conjonctive. La cornée est intacte ; mais dans la chambre antérieure on aperçoit au niveau de la pupille quelques points blanchâtres. L'iris est très déformé latéralement, il y a des synéchies. Un peu de photophobie. L'œil gauche présente seulement des symptômes du côté de la conjonctive qui est injectée, et sécrète un peu de sérosité qui colle les cils. La pupille parait normale. On donne à cette malade du collyre d'atropine, des compresses de camomille chaude et de l'iodure de potassium.

Un mois après la malade se présentait à la clinique complètement guérie.

VI. — Inflammations rhumatismales de la choroide

Nous arrivons maintenant à l'étude des inflammations rhumatismales de la choroïde, et nous avons à nous demander si cette membrane, qui fait partie du tractus uvéal, présente aussi souvent que l'iris des manifestations de la diathèse rhumatismale.

Si nous consultons les auteurs, nous voyons que depuis longtemps on a remarqué l'influence de l'arthritisme et du rhumatisme sur le développement de certaines formes de choroïdites et surtout d'irido-choroïdites. Plusieurs monographies ont été décrites à ce sujet et, parmi celles-ci, nous citerons celles de Schiess, Gemuseus, Kipp, Brun, etc. Enfin, tous les classiques reconnaissent cette cause fréquente et, parmi ceux-ci, M. le professeur Panas, dans ses leçons sur les choroïdites, s'exprime ainsi : « Des causes prédisposantes que nous venons d'énumérer (l'âge, myopie, ménopause, hérédité, fonctionnement exagéré de l'œil, efforts prolongés d'accommodation) ne peuvent concourir à provoquer le développement d'une choroïdite sans que, la plupart du temps, des influences diathésiques ou constitutionnelles préexistent. Parmi ces causes, nous signalerons la syphilis et l'arthritisme ; c'est à tort, croyons-nous, que ce dernier élément a été mis en doute, et par arthritisme, nous n'entendrons pas parler du rhumatisme aigu, ni même de la goutte franche. Nous avons vu cette forme de rhumatisme qui s'observe de préférence chez les personnes âgées, et qui est désignée sous les noms de rhumatisme noueux, d'arthrite sèche ou d'arthrite déformante. Ce genre d'arthropathies que nous avons souvent constaté à l'état héréditaire, affecte de préférence des individus mal nourris, soumis à des privations de toutes sortes, habitant des lieux malsains ou humides, et qui font habituellement des excès de boissons alcooliques (1). »

Les inflammations rhumatismales de la choroïde sont rarement localisées sur un seul point de cette membrane. Les quelques cas de choroïdites rhumatismales pures que l'on a pu observer appartenaient à la variété des choroïdites disséminées. Mais, le plus souvent, le processus inflammatoire gagne les procès ciliaires, l'iris, la sclérotique, le tissu épiscléral et quelquefois la cornée. Le corps vitré présente assez souvent des altérations et, si le tractus uvéal est gravement atteint, il se produit une hypersécrétion de liquides dans l'œil qui occasione une tension oculaire plus ou moins grande : on a alors affaire à une irido-choroïdite séreuse.

(1) Panas, leçon sur les mal. inflam. des memb. int. de l'œil, p. 91.

Nous avons donc à étudier rapidement la choroïdite disséminée et l'irido-choroïdite.

1.—La choroïdite disséminée d'origine rhumatismale ne présente pas de signes pouvant la faire distinguer de la choroïdite née sous d'autres influences. Elle présente les signes ophtalmoscopiques suivants :

La choroïdite est parsemée de taches irrégulières arrondies, de couleur jaunâtre, à bords mal limités qui ressemblent à des bosselures sur lesquelles on voit les vaisseaux étiniens faire des coudes; tandis que l'on ne peut distinguer le réseau vasculaire de la choroïde. Ces taches pâlissent peu à peu, elles deviennent blanc sale et leurs bords offrent des taches pigmentaires noires. Le reflet est mat au lieu d'être brillant comme celui des taches atrophiques ou des exsudations de la rétine.

Dans certains cas, le fond de l'œil paraît voilé. Ce fait est dû à la présence de fausses membranes floconneuses et presques transparentes qui nagent en liberté dans le corps vitré. L'infiltration plastique de la choroïde peut parfois être si étendue que tout le fond de l'œil semble gris. Au bout d'un certain temps ces infiltrations s'atrophient et la rétine est souvent altérée dans les points qui correspondent aux taches.

Ces troubles fonctionnels sont assez variables. Le début de l'affection est lent ; les malades accusent la présence de mouches volantes, d'un brouillard plus ou moins intense, et, si la rétine est atteinte, une diminution sensible du champ visuel. Souvent, dans ces cas, on constate un scotome central. Les troubles de la vision sont d'autant plus marqués que les lésions sont plus près de la macula.

La marche de cette choroïdite est lente; elle peut présenter des temps d'arrêt suivis de rechute.

Le diagnostic est en général facile. Toutefois, tant que

les lésions sont très antérieures, il est parfois difficile de les apercevoir.

Le pronostic dépendra du siège des lésions. Les lésions des parties équatoriales ne sont pas aussi graves que celles de la macula.

Traitement : On devra laisser reposer les yeux en tenant le malade dans une demi-obscurité. Il devra porter des verres bleus à coquille s'il est obligé de s'exposer à la lumière.

Au début, on se trouvera bien des émissions sanguines aux tempes. On traitera la diathèse par les dérivatifs sur le tube intestinal, par l'iodure de potassium, la sudation, le salicylate de soude.

2. — Mais, si les manifestations rhumatismales siégeant sur la choroïde seule sont rares, il s'en faut qu'il en soit de même de celles qui frappent le tractus uvéal dans son ensemble.

L'irido-choroïdite, encore appelée cyclite et irido-cyclite, peut se montrer comme suite de l'iritis, ou bien débuter par la partie antérieure de la choroïde et des procès ciliaires, et, de là, s'étendre secondairement à l'iris.

L'irido-choroïdite d'origine rhumatismale peut affecter deux formes : la forme plastique et la forme séreuse.

La forme plastique s'observe surtout avec le rhumatisme articulaire aigu. La forme séreuse s'observe avec les autres formes de rhumatisme et principalement avec le rhumatisme larvé.

Le plus souvent, l'affection débute par de l'épisclérite à laquelle le malade ne fait pas attention ; puis au bout de quelques jours, l'irido-choroïdite débute brusquement : les yeux s'injectent, deviennent larmoyants, douloureux, et la vision diminue très vite. D'autres fois, c'est d'une façon tout à fait insidieuse que s'établit la manifestation rhumatismale oculaire. Insensiblement, sans douleur, sans rien qui attire l'attention du malade, si ce n'est un affaiblissement lent et progressif de la vision, la maladie s'installe et n'apparaît que lorsque les lésions sont constituées.

Quelquefois les deux yeux sont pris en même temps ; mais presque toujours un œil est pris avant et plus que l'autre.

Il s'en faut de beaucoup que les auteurs soient d'accord sur la nature des lésions que l'on observe dans cette affection. D'après Muller, on trouverait dans la choroïde des exsudats réticulés. D'après Galezowski, il se formerait un dépôt entre la sclérotique et la choroïde.

En résumé, l'irido-choroïdite est caractérisée par des troubles anatomiques portant sur l'iris, la choroïde, la rétine et même le corps vitré ; ce dernier est souvent trouble et contient des flocons opaques,

La forme plastique est caractérisée par une injection périkératique assez vive. La chambre antérieure est profonde, l'iris est enflammé et peu mobile. Le corps vitré se trouble, le champ papillaire est obstrué par des exsudats plastiques. Quelquefois enfin on observe un hypopyon et des opacités cristalliniennes. Ces symptômes sont accompagnés de douleurs ciliaires avec exacerbations nocturnes.

L'œil devient dur, sensible au toucher, puis il se ramollit. La vision se trouble, le champ visuel se rétrécit.

Dans l'irido-choroïdite séreuse, l'injection périkératique est moindre ; mais, ce qui domine, ce sont les symptômes d'aquo-capsulite. La face profonde de la cornée devient le siège d'un pointillé ; la chambre antérieure augmente de profondeur ; l'iris est presque immobile, il est irrégulier et présente des synéchies postérieures ; la tension oculaire est très augmentée. La vision toujours altérée présente parfois des variations fréquentes à des intervalles très rapprochés.

La marche de l'irido-choroïdite est tantôt rapide, tantôt lente. Souvent elle procède par poussées successives.

La terminaison est variable. Tantôt les accidents cessent et toutes les lésions disparaissent ; tantôt il reste des synéchies iriennes qui seront le point de départ de nouvelles poussées ; tantôt il se produit une hydrophtalmie avec amincissement de la sclérotique et staphylôme ciliaire : c'est le cas de l'interne en médecine soigné par Dolbeau ; tantôt enfin l'œil devient mou et l'acuité visuelle est presque nulle.

Le diagnostic de cette affection est assez facile lorsqu'elle débute par l'iris. Dans ce cas, en effet, l'iris est bosselé, reporté en avant, il est irrégulier ; elle présente une durée excessive avec des alternatives de mieux et d'exagération des symptômes. Quand la maladie débute par la choroïde, la tension exagérée du globe oculaire, les troubles visuels très accusés, les opacités du corps vitré, les douleurs très intenses, sont les principaux éléments du diagnostic en attendant que l'affection gagne l'iris et la chambre antérieure.

Le pronostic est toujours très sérieux puisque la vue est compromise.

Le traitement sera surtout général. MM. Abadie et Brun ont préconisé le salicylate de soude contre les manifestations. On sera quelquefois obligé de faire des paracentèses répétées de la chambre antérieure.

Obs. XVII. — Irido-choroïdite rhumatismale avec poussée de kératite interstitielle. (Cette observation est due à mon excellent chef de clinique, M. le docteur de Lapersonne.)

M. P..., âgé de 47 ans, d'un tempérament essentiellement rhumatisant, a eu dans son enfance de légères manifestations scrofuleuses.

A partir de 20 ans, sans avoir fait de maladies aiguës graves, il a toujours eu quelques indispositions. Il a été, pendant longtemps, très sujet aux migraines ; a eu plusieurs fois de la névralgie intercostale ; il y a dix ans il a eu une sciatique à droite. Il présente en ce moment des craquements manifestes dans le genou droit, une tendance manifeste à l'acnée rosacea de la face, enfin, il a une calvitie très prononcée.

Etat local. — Il est myope ; deux ou trois dioptries environ. Il présente à droite un staphylôme postérieur. De ce coté, léger néphélion, trace de kératite ulcéreuse, traitée il y a dix ans par Desmarres. A gauche, son œil qui était le meilleur a rougi il y a quelques jours ; il est devenu larmoyant et douloureux ; la paupière supérieure est légèrement œdématiée et, le 10 mars, il présente une iritis plastique avec opacité du corps vitré empêchant d'éclairer complètement le fond de l'œil, même après la dilatation par l'atropine. La cornée est légèrement troublée et présente un pointillé à sa surface postérieure. En somme il s'agit bien d'une aquo-capsulite rhumatismale.

Traitement antiphlogistique : atropine et iodure de potassium. Amélioration les jours suivants ; mais, trois semaines après, nouvelle poussée inflammatoire où, cette fois, la cornée paraît plus atteinte. Il se forme sur la cornée des opacités annulaires qui empêchent toute vision distincte. M. Panas consulté à ce moment donne le diagnostic : kératite interstitielle consécutive à une choroïdite plastique chez un rhumatisant lymphatique.

Le traitement par l'iodure de potassium est brusquement interrompu par des poussées furonculeuses et par la formation d'un gros anthrax au cou. A ce moment, l'amélioration du coté de l'œil est assez manifeste, il ne reste que quelques opacités assez périphériques de la cornée. L'iris se dilate bien, il n'y a pas de synéchies.

Dans les premiers jours de juin, nouvelle poussée rhumatismale du côté de cet œil qui présente cette fois une sclérite non douteuse avec iritis, irido-choroïdite et opacification plus grande, floconneuse dans l'intérieur de la cornée.

Obs. XVIII. — Choroïdite avec trouble profond du corps vitré. Ultérieurement, iritis à répétition. Diathèse rhumatismale. (Observation recueillie par M, le docteur Parinaud.)

Mlle Dav..., 44 ans, se présente, le 13 février 1880, pour une choroïdite de l'œil gauche à forme subaiguë avec trouble profond du corps vitré qui empêche d'éclairer le fond de l'œil. Quelques synéchies. L'œil a été rouge et douloureux au début de l'affection qui remonte au mois de décembre 1878, il ne l'est pas actuellement.

L'affection a été traitée pendant huit mois comme syphilitique et je n'hésite pas moi-même à instituer un traitement spécifique qui a été suivi assez rigoureusement pendant sept mois. Finalement, mais après avoir duré plus de deux ans, l'affection a complètement guéri, trop complètement peut-être pour une choroïde syphilitique d'aussi longue durée, car la malade qui ne comptait pas les doigts lorsqu'elle s'est présentée à moi, a recouvré presque intégralement la vision. Il n'y a pas de lésions exsudatives ou atrophiques de la choroïde.

Après sa guérison, la malade me fit cette déclaration : « Vous avez cru, comme tous les oculistes qui m'ont soignée, que j'avais eu la syphilis, je vous déclare que c'est impossible. »

Le 16 novembre 1883, trois ans après, elle se présente de nouveau pour une iritis assez intense sur le même œil, occasionnant des douleurs périorbitaires, très violentes. Le début de l'affection remonte à trente-six heures, son apparition a coïncidé avec la cessation d'accidents gastriques, qui, pendant un mois, ont forcé la malade à se nourrir presque exclusivement de bouillon.

Me rappelant son ancienne déclaration, et trouvant d'ailleurs une diathèse rhumatismale très caractérisée, je prescris, avec l'atropine, 4 grammes de salicylate de soude par jour. Après trois jours de traitement, il n'y a plus trace d'inflammation.

Dans l'espace de deux mois, il y a eu cinq ou six poussées d'iritis qui ont toujours cédé, en deux ou trois jours, au même traitement.

Détail à noter : un bandeau, qui a été sur l'œil depuis la première poussée d'iritis, ne peut plus être retiré sans que vingt-quatre heures après la douleur et l'injection périkératique ne reparaissent.

Depuis le 10 janvier, elle ne souffre plus de l'œil, mais elle a été alitée huit jours pour des douleurs articulaires.

Antécédents. — La mère a été très rhumatisante. Un frère, également rhumatisant, a été soigné autrefois à la clinique pour une iritis aiguë. La malade ne présente aucune trace de syphilis héréditaire ou acquise. Elle a eu une attaque de rhumatisme articulaire généralisé, il y a sept ans. Depuis cette époque, elle est sujette aux douleurs articulaires, aux lumbagos, etc. Hydartroses des genoux qui nécessitent une compression incessante.

VII. Inflammations rhumatismales de la rétine et du nerf optique.

Nous terminerons notre étude des manifestations rhumatismales oculaires en rapportant deux observations de neuro-rétinite que nous empruntons aux bulletins et mémoires de la Société française d'ophtalmologie. Ces observations sont dues à M. le Dr Parinaud dont nous avons déjà cité deux autres observations dans le cours de ce travail.

La neuro rétinite rhumatismale est une affection mal connue, vu le petit nombre de cas observés jusqu'à ce jour. Les auteurs classiques ne mentionnent pas le rhumatisme comme cause des neuro rétinites. A la clinique ophtalmologique de la Faculté nous n'avons pas eu l'occasion d'en observer un seul cas. Dans nos recherches statistiques, sur les registres des années précédentes, nous n'en avons pas trouvé la moindre indication.

Nous nous contenterons donc de mettre en relief les signes présentés par les malades de M. Parinaud et nous laisserons à d'autres le soin de rechercher et de publier des observations sur cette question.

Ces observations sont intéressantes à divers points de vue. Si nous considérons son mode de début, nous voyons qu'il est insidieux. Chez les deux malades nous ne trouvons aucune trace de syphilis ; mais des signes manifestes de la diathèse rhumatismale. Dans les deux cas, la neuro-rétinite est précédée d'une attaque de sclérite, et ce n'est que lorsque cette affection semble céder à l'emploi du salicylate de soude que l'affection oculaire profonde s'accuse et évolue.

La douleur assez vive dont se plaignent les malades est probablement sous la dépendance de la sclérite. Elle siège en effet au lieu d'élection de cette lésion ; elle augmente par la pression et les mouvements d'abduction.

Les signes ophtalmoscopiques sont : une rougeur de la papille, son contour effacé, un certain degré d'étranglement des lésions exsudatives de la macula et de la papille. Les signes fonctionnels sont caractérisés par un affaiblissement assez rapide de la vue, en rapport avec les lésions de la macula qui occasionnent un scotome central irrégulier.

La neuro rétinite aurait une durée très variable : elle peut durer de quelques jours à plusieurs mois. Produite par la diathèse rhumatismale, elle semblerait avoir un pronostic plus bénin que dans les cas occasionnés par toute autre cause.

Enfin, comme traitement, M. Parinaud aurait employé l'atropine, l'iodure de potassium et les fumigations.

Obs. XIX. — Neurorétinite et scléro-iritis de l'œil droit. Plusieurs poussées de sclérite. Rhumatisme erratique.

Mlle Marc..., 20 ans, vient me consulter, le 20 août 1881, pour une affection de l'œil droit, qui a débuté six mois avant par la rougeur du globe, du trouble de la vue et des douleurs périorbitaires.

Je constate une plaque de sclérite peu prononcée, quelques synéchies sans inflammation aiguë de l'iris. Les milieux sont transparents. Neurorétinite caractérisée par un étranglement prononcé de la pupille, dont les contours sont effacés, de l'infiltration diffuse de la rétine et des lésions exsudatives de la macula. L'œil gauche est sain.

La sclérite a cédé assez facilement sous l'influence du salicylate de soude et de l'atropine, qui, par contre, n'ont aucunement modifié la lésion du fond de l'œil. Un traitement spécifique, vigoureusement appliqué pendant plusieurs mois, a été également inefficace. Les fumigations sèches, jointes à de petites doses d'iodure de potassium, ont donné un meilleur résultat.

Après un an de traitement, la malade, qui autrefois comptait les doigts à un mètre, pouvait déchiffrer le numéro 6. Les lésion ophtalmoscopiques, l'étranglement papillaire surtout, avaient beaucoup diminué, mais celles de la macula maintenaient l'acuité assez faible.

Le 26 avril 1883, la malade se présente de nouveau pour une sclérite intense sur le même œil. Le fond de l'œil est dans le même état La sclérite a cédé encore facilement sous l'influence du salicylate et de l'atropine, mais elle a été remplacée par des douleurs musculaires dans les reins et les épaules. Pendant un mois, il y a eu plusieurs métastases semblables, qui dans l'espèce ne sont pas rares. La malade est d'ailleurs sujette depuis longtemps aux douleurs rhumatismales erratiques. Aucun soupçon de syphilis. Elle est bien réglée.

La mère a du rhumatisme avec déformation des articulations de doigts.

Obs. XX. — Neurorétinite, avec prédominance des lésions dans la macula, succédant à une sclérite. Rhumatisme.

Mme Deli.., 40 ans, est prise, le 31 juillet 1883, de douleurs assez vives de l'œil gauche, qui ne tarde pas à s'injecter.

Elle se présente le lendemain à la clinique, où je constate l'existence d'une sclérite superficielle, localisée au grand angle externe de l'œil, au niveau de l'insertion du muscle droit externe.

Après deux jours de traitement par l'atropine et le salicylate de soude, la rougeur du globe a complètement disparu, mais les douleurs persistent, et la malade accuse en outre du trouble de la vision, que j'attribue à l'atropine. On cesse l'atropine et le salicylate, qui sont remplacés par des frictions calmantes.

8 août. Les douleurs se calment à gauche et se développent à droite avec la même localisation au niveau du droit externe ; trouble de la vue.

Le 11. Un examen méthodique relève l'état suivant : l'œil droit, pris secondairement, est le siège des mêmes douleurs qui s'irradient autour de l'orbite, mais prédominent sur le globe, au niveau de l'angle externe. La pression, à cet endroit, ainsi que le mouvement d'abduction de l'œil, les développent avec une intensité extraordinaire. Pas de lésion apparente de la sclérotique, ni d'injection notable de la conjonctive. La cornée et l'iris sains.

Neurorétinite caractérisée par une infiltration légère de la papille, mais beaucoup plus prononcée dans la région de la macula. Le corps vitré est parfaitement transparent. V = 5/50 ; cette réduction considérable de l'acuité visuelle est en rapport avec les lésions de la macula, qui occasionnent un scotome central irrégulier. L'œil gauche, primitivement atteint de sclérite, n'est pas douloureux et ne présente pas de lésions appréciables. L'acuité visuelle est cependant au-dessous de la normale, V=5/15.

Pas de syphilis. La sclérite trahissait une influence rhumatismale, d'ailleurs confirmée par la mobilité des symptômes et les antécédents. La malade habite depuis quatre ans un rez-de-chaussée avec jardin. Elle est sujette, depuis cette époque, à des douleurs rhumatismales. Elle éprouvait des douleurs de cette nature dans l'épaule droite au moment où l'œil gauche a été pris, et, comme cela s'observe assez souvent, elles ont disparu aussitôt.

On continue le salicylate et on y joint les fumigations.

Le 16. Les douleurs ont complètement disparu. Les lésions ophtalmoscopiques sont plus prononcées sur la papille, qui est injectée et rougeâtre, sans stase bien accusée, V=5/50. L'acuité baisse un peu à gauche, V=5/20. Pas de lésion appréciable.

Le salicylate est remplacé par l'iodure de potassium et les fumigations. Amélioration rapide de l'acuité visuelle. Je m'absente à ce moment et cesse de voir la malade, qui, vers la fin du mois, vingt jours après le début de la neurorétinite, se considère comme guérie.

Le 25 octobre, elle vient me consulter pour son enfant. Je ne constate sur elle, à ce moment, aucune lésion externe ni profonde. V=5/10 dans les deux yeux. La malade a continué les fumigations, dont elle se trouve très bien pour des douleurs.

CHAPITRE III

TRAITEMENT.

A propos de chaque manifestation oculaire rhumatismale nous avons donné les principales indications thérapeutiques qu'il y avait à remplir localement : nous ne reviendrons donc pas ici sur le traitement à employer pour telle ou telle des manifestations que nous venons de décrire. Nous voulons étudier maintenant le traitement général; celui qui réussit le mieux dans les affections oculaires d'origine rhumatismale parce qu'il s'adresse à la diathèse.

Ce traitement pourra donc être appliqué à toutes les manifestations d'origine rhumatismale, quelles que soient les formes du rhumatisme qui les aient engendrées. Il présente, du reste, des ressources assez grandes. Il appartiendra donc au médecin de choisir, d'après les indications recueillies par l'examen du malade, la médication à laquelle il devra donner la préférence.

La première indication à remplir lorsqu'un œil est atteint par l'inflammation rhumatismale et que cette affection est accompagnée de douleurs et de gêne du mouvement, c'est d'immobiliser cet œil et de le maintenir constamment à une douce température.

Dans ce but on appliquera un bandage compressif composé de ronds d'ouate et de flanelle et d'un morceau de taffetas gommé ; ou bien on appliquera un rond enduit de vaseline boriquée sur laquelle on placera des ronds d'ouate imbibée de camomille chaude et recouverte de taffetas gommé. Il nous semble inutile, étant donnée l'origine rhumatismale des manifestations, d'insister sur la nécessité de renouveler souvent les compresses chaudes. On comprendra facilement le danger qu'il y aurait à faire des applications froides et humides en permanence.

Nous indiquerons par la même occasion les bons résultats que peuvent produire les douches de vapeur données par l'appareil de Lourenço. Les émissions sanguines, préconisées par l'illustre Bouillaud dans le rhumatisme articulaire aigu, trouvent parfois leur indication dans le rhumatisme oculaire. Dans les cas où l'inflammation est très aiguë on emploiera avec avantage, non pas la phlébotomie, mais les émissions sanguines locales. Si, par exemple, il y a un chémosis volumineux, quelques scarifications faites en temps opportun serviront de déplétif et de saignée locale. Si l'inflammation porte sur d'autres membranes de l'œil, et qu'une émission sanguine paraisse nécessaire, on appliquera deux à six sangsues vers la queue du sourcil, ou mieux une ou deux sangsues artificielles Heurteloup. Hâtons-nous d'ajouter que les émissions sanguines locales ont des inconvénients presque nuls et qu'elles constituent une ressource précieuse des plus énergiques.

Les évacuants peuvent, dans certains cas, rendre quelques services; mais il faut qu'ils soient employés pendant un certain temps. En Angleterre, on donne dans ce but, pendant quatre six à jours, 4 à 5 gr. d'alcoolature de colchique dans un verre d'eau sucrée. En France, on a proposé comme déplétif dans le rhumatisme oculaire, le tartre stibié et la vératrine.

Nous n'insisterons pas sur l'utilité des diurétiques, étant donnée l'insuffisance de l'excrétion urinaire dans certaines formes de rhumatisme. On comprendra facilement que l'excitation du rein à la diurèse ne peut que produire de bons effets.

Les sudorifiques donnent aussi de bons résultats ; c'est une médication que nous avons vu réussir dans un grand nombre de cas. On essayera d'abord de la sudation par les boissons chaudes et l'enveloppement dans la laine. Quand les résultats seront insuffisants, on aura recours aux médicaments diaphorétiques, au jaborandi en infusion, ou bien à la pilocarpine en injection hypodermique. On pourra employer cette dernière médication selon le procédé de M. Straus : On fait d'abord une injection de 2 milligrammes de sulfate d'atropine à la tempe, puis, un quart d'heure après, on injectera 2 centigrammes de pilocarpine. On aura une sudation locale abondante très utile dans les cas d'oph talmie séreuse, d'iritis, d'irido-choroïdite.

Les révulsifs sur la région périorbitaire ont été recommandés par la plupart des auteurs. Les vésicatoires suivis de pansements avec un sel de morphine, calmeront souvent les douleurs qui s'irradient au front, à la tempe et qui siègent sur les branches terminales du trijumeau. Les applications de pointes de feu autour de l'orbite rendraient peut-être de grands services.

A ces procédés, on pourrait joindre la médication alcaline à laquelle on est obligé de reconnaître une réelle valeur surtout depuis l'emploi du salicylate de soude.

Le bicarbonate de soude à la dose de 2 à 5 grammes par jour, le bi-carbonate de potasse employé en Angleterre à la dose exagérée de 30 à 50 grammes, et le nitrate de potasse, peuvent donner, quand ils sont sagement employés et dosés, des résultats satisfaisants.

Le salicylate de soude, qui jouit d'une si grande vogue aujourd'hui, non seulement dans la thérapeutique du rhumatisme général, mais encore dans celle du rhumatisme oculaire, n'est pas un spécifique du rhumatisme. Il agit comme anesthésique contre la douleur aussi bien dans le rhumatisme qne dans d'autres affections; il agit aussi comme alcalin.

Dans les inflammations rhumatismales douloureuses de la sclérotique, de la capsule de Tenon, de la cornée et du tractus uvéal, nous emploierons le salicylate de soude à la dose de 4 à 6 grammes par jour, à prendre en trois fois avant le repas dans un demi-verre d'eau additionné d'une cuillerée à café de cognac.

Contre la douleur on pourra encore employér l'opium en potion ou en pilules, la morphine en sirop ou en injection hypodermique, le chloral en potion ou en lavement.

Les mercuriaux trouvent aussi leur indication. On sait depuis longtemps que le calomel a une action antiphlogistique évidente : aussi est-il employé en ophtalmologie pour beaucoup d'affections complètement étrangères à la syphilis.

Dans les inflammations très aiguës de la cornée et des membranes voisines, il agit comme un spécifique. On le donne comme purgatif à la dose de 20 à 30 centigrammes. Dans quelques cas, on peut faire des insufflations de poudre de calomel sur la cornée.

Les frictions avec l'onguent mercuriel belladoné autour de l'orbite agissent comme antiphlogistique et sont très usitées.

L'iodure de potassium est le médicament le plus employé dans le rhumatisme oculaire lié aux formes rhumatismales chroniques. Ce médicament, selon Graves, achève de faire disparaître la douleur, dissipe l'inflammation et contribue ainsi puissamment à hâter la terminaison de la maladie en même temps qu'il diminue les chances de récidive.

Nous donnerons l'iodure de potassium à la dose de 50 centigrammes à 1 gr. 50 par jour dans du sirop de café qui, paraît-il, est le meilleur excipient de ce médicament (Besnier).

Nous emploierons aussi le quinine et le quinquina.

Bien que nous n'acceptions pas la thèorie miasmatique du rhumatisme soutenue récemment par M. Maclagan, nous reconnaissons que le sulfate de quinine peut rendre des services dans le rhumatisme oculaire ; non pas comme spécifique, mais comme régulateur du système nerveux troublé. Nous ordonnerons donc aux rhumatisants qui présentent des exacerbations douloureuses revenant à des heures à peu près régulières, du sulfate de quinine.

Aux rhumatisants affaiblis nous conseillerons un médicament très employé par M. Guéneau de Mussy, c'est une préparation composée d'extrait de quinquina et d'iodure de potassium (extrait de quinquina 1 à 2 gr., iodure de potassium 0 gr. 50 à 1 gr.).

Enfin, la médication arsenicale interne peut, dans certains cas, donner des effets merveilleux. On l'emploiera chez les rhumatisants ayant présenté, à une époque quelconque de leur existence, des manifestations arthritiques justiciables de cette médication. Nous enverrons ces malades aux eaux de la Bourboule et, entre temps, nous les soumettrons à la médication arsenicale.

Lorsque nous aurons à soigner des rhumatisants lymphatiques, anémiques, strumeux, pour des manifestations oculaires, nous aurons toujours soin d'ajouter au traitement de la diathèse rhumatismale une médication appropriée pour l'autre diathèse. Nous leur donnerons du fer, de l'huile de foie de morue et des toniques. Enfin, pour compléter la cure, nous enverrons ces malades aux eaux d'Aix, de Néris, de Vichy, de Plombières, de Royat, de la Bourboule, etc., etc.

Sur le point de terminer ce travail et de donner, pour nous conformer à l'usage, des conclusions, nous nous demanderons si nous avons atteint le but que nous nous étions proposé : Montrer l'influence du rhumatisme sur quelques maladies oculaires, et la nécessité d'avoir recours au traitement antirhumatismal. Peut-être nous reprochera-t-on de n'avoir pas assez insisté sur les opinions émises jusqu'à ce jour par les nombreux auteurs qui se sont occupés de la question ; peut-être aurait-on voulu voir, consigné dans ce travail, un plus grand nombre de leurs observations ? A ces reproches, nous répondrons que le sujet est si vaste, qu'il eût fallu des volumes pour lui donner le développement qu'il comportait ; que nous ne nous étions pas tracé un aussi vaste cadre ; que notre but était plutôt de donner un résumé des connaissances admises par les auteurs les plus autorisés, que de discuter les observations et les descriptions données depuis près d'un siècle ; qu'enfin, nous nous estimerions très heureux si ce modeste travail pouvait attirer l'attention des médecins sur le rôle que joue la diathèse rhumatismale dans certaines affections oculaires, et sur la nécessité absolue de ne point se borner à une médication locale lorsque l'affection dépend du rhumatisme.

CONCLUSIONS.

1. Le rhumatisme sous toutes ses formes, articulaire aiguë, articulaire chronique, abarticulaire, larvée, peut produire des manifestations oculaires.

2. Ces manifestations s'observent soit isolément, soit collectivement, soit successivement sur la capsule de Tenon, la conjonctive, la sclérotique, la cornée, l'iris, les procès ciliaires, la choroïde, la rétine et le nerf optique.

3. Les accidents oculaires peuvent précéder, accompagner ou suivre d'autres manifestations rhumatismales. Ils peuvent alterner avec les poussées rhumatismales qui portent sur les autres organes.

4. La marche des manifestations oculaires est quelquefois très aiguë, cependant la terminaison est presque toujours heureuse.

5. Le traitement comprendra un traitement local rationnel, et surtout un traitement général s'adressant à la diathèse, le rhumatisme.

INDEX BIBLIOGRAPHIQUE.

ABADIE. — Traité des maladies des yeux, 1884.
— — Emploi du salicyl. de soude en thérap. ocul., in Bull. de thérap. Paris, 1879.
— — Nature rhum. de certaines sclérotites et iritis, in Bull. de thérap., 1879.
BECKER. — Infl. tunicæ vaginalis bulbi, in Vien. med. Wochenschrift, 1866.
BEER. — Von der Syph. opht. Answal. u. d. Tagebuche, 1800.
BESNIER. — Art. Rhumatisme, Dict. encycl. des sciences médicales, 1876.
BLANZY. — Affect. érupt. de la conjonctive. Th. Paris, 1873.
BOUILLAUD. — Traité clinique du rhumatisme articulaire. Paris, 1840.
BRUN. — Irido-choroïdite rhumatismale. Th. Paris, 1880.
BURUCUA. — Rhumatisme oculaire, quelques-unes de ses manifestations. Th. Paris, 1884.
CAMPART. — De l'épisclérítis. Th. Paris, 1874.
CAMUSET. — Précis d'ophtalmologie, 1877.
CARRON DE VILLARDS. — Ann. d'ocul., 1841 et 1858.
CHARCOT. — Leçons sur les mal. des vieillards, publ. par Ball, 1874
CHOMEL. — Leçons de clinique méd., recueillies par Requin, 1837.
— — Medical Review, vol. VI, p. 376. T. II, p. 416.
COCCIUS. — Ueber Glaucom, in Leipzig, p. 23, 1859.
COUZON. — Kérat. inters. syph. Th. Paris, 1883.
CULLERIER. — Affect. blennorrhagiques, 1861.
DECHAMBRE, DUVAL, LEREBOULLET. — Dict. des sc. méd.
DENIS. — Etude sur la nature de certaines formes d'irido-choroïdite Th. Paris, 1873.
DENONVILLIERS, GOSSELIN. — Traité des mal. des yeux, 1847.
DESMARRES. — Traité des mal. des yeux, 1847.
DOLBEAU. — Leçons de clinique chirurgicales, 1867.
DOWELL-MAC. — Salicyl. soude, in rhumat. irido-cyclite.
DUDGEON. — De l'ophthal. rhumatismale, in Ann. ocul., t. XXVIII.

DUERING. — De la sclérotique, in Ann, d'ocul., t. XXIII.
FANO. — Traité des mal. des yeux, 1866.
— — Journal d'ocul. et de chirurgie, mai 1873.
FERNET. — Du rhumatisme aigu et de ses diverses manifestations. Th. Paris, 1865.
FERRAL. — In Dublin Journ. of med. sciences, 1841.
FERRUS. — Dict. en 30 vol., art. Rhnmatisme, 1843.
FÖRSTER. — Arch. f. ophth., t. VII.
FOURNIER. — Art. Blennorrh., Nouveau dict. de méd. et chir. pratiq.
— — Ophthal. rhumatismale, id.
FRIEDBERG. — Virchow's Arch., t. XXX.
GALEZOWSKI. — Traité des mal. des yeux, 1880.
GAYET. — Art. Kératite et Sclérotite, in Dict. encycl. des sc. méd.
GRÆFE (Von). — Arch. f. Opht., t. III.
— — Iritis serosa. Arch. f. Opht., t. XV.
HUTCHINSON. — Ophthal. Hosp. Report, 1857-59-73.
— — Etude sur les mal. de l'œil consécutives à la syph. hérédit., 1884.
JAMAIN et TERRIER. — Pathologie chirurgicale, t. II et III, 1882.
JONES. — L'infl. rh. de la tunique vag. de l'œil. Ann. ocul. 1879.
KNAPP. — Arch. f. Opht., t. VIII.
LAURENCE. — On diseases of the Eye, 1844.
LE DENTU et LABAT. — Mal. inf. de l'orb. in dict., méd. et chir. prat., 1877.
LINHART. — Verandl. Gezellschaft zu Vurzburg B. d. IX.
MACKENSIE. — Traité des mal. des yeux. Paris, 1854-1866.
— — De l'ophtalmie rhumatismale.
MACLAGAN. — Rhumat., sa nature et son traitement. Trad. Brachet, 1883.
MASMONTEIL. — De l'opht. sous-conjonctivale, th. Paris, 1873.
MEYER. — Traité des mal. des yeux, 1880.
MIDDLEMORE. — Treatise on diseases of eye, 1835.
MOOREN. — Ophthal. Mittheilungen, 1874.
NOYES. — Sclérotite rh. et goutt., in ann. d'ocul, 1874.
PANAS. — Rap. des aff. ocul. avec rhumat. Union méd, 20 avril 1884.
— — Leçons sur les mal. inf. des membranes int. de l'œil, 1878.
— — Leçons sur les kératites, 1876.
— — Leçons sur les rétinites, 1878.
— — Paralysies radiales a frigore, Arch de méd., 1873.
— — Ténonite, in Arch. d'opht., 1883.
PARINAUD. — Bull. Société française d'ophth., 1884.
PETER. — Leçons de clinique médicale, 1879.

Plitz. — Ann. d'oculistique, t. XXXV.
Privé. — Sclérotite rhumatismale, th. Paris, 1881.
Puéchagut. — Ténonite rhumatismale, th. Paris, 1884.
Raw (de Berne). — Syndesmite variqueuse, ann. ocul., t. XIII.
Renaut. — Sclérotite rhumatismale, th. Paris, 1876.
Ricard. — Ophth. blennorrhagique, in Bull. thérap., 1841.
Roussel. — Convalescence du rhumat. art. aigu, th. Paris, 1881.
Schiess-Gemuseus. — Episcléritis, in Klin. Monastblatter, 1870.
Schweiger. — Handbuch der speciel, Augerbeil, 1871.
Sichel. — Traité des mal. des yeux.
— — Bull. de thérap., 1847.
Sœlberg Wells. — On diseases of the eye, 1873.
Stoll. — Médecine pratique, trad. Mahon, 1809.
Swédiaur. — Traité des mal. syph.
Taylor. — Sclerotite in ann. ocul., XLIII.
Terrier. — Opht. au cours d'un rh. art. aigu, Arch. opht., 1884.
Travers. — On the diseases of the eye, 1821.
Tyrrel. — Practical work on diseases of the eye.
Tyry. — De l'opht. dite rhumat., in Presse med. Belge, 1883.
Vacary. — Des conjonctiv. arthrit. et herpétiques, th. Paris, 1872.
Valley. — Ann. d'ocul., t. XIV.
Veller. — Manual of diseases of the eye, 1817.
Velpeau. — Ann. d'oculistique, t. IV.
Vetch. — Pratical treatise on the diseases of the eye, 1820.
Wardrop. — Sclérotite rhumatismale in med. clin. trans. London, 1813.
Walton. — Aquo-capsulitis in Med. Times, 1855.
Wecker. — Traité des mal. des yeux, 1863.
— — Des manif. ocul. diathésiques, Ann. ocul., 1881.
White Cooper. — Ann. ocul. t. XXIX, 1854.
Yvert. — Traité pratique des blessures de l'œil, 1880.

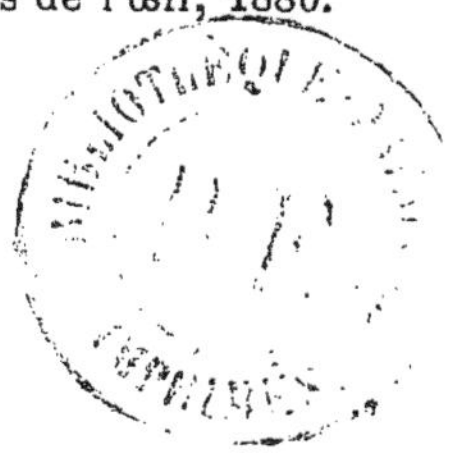

Paris. — A. Parent, imprimeur de la Faculté de médecine, A. Davy, successeur, 52, rue Madame et rue Monsieur-le-Prince, 14.

www.ingramcontent.com/pod-product-compliance
Ingram Content Group UK Ltd.
Pitfield, Milton Keynes, MK11 3LW, UK
UKHW021110260726
13994UKWH00002B/818